U0382263

云南财经大学学术著作出版基金资助成果

云南财经大学前沿研究丛书

认知与中医对话

《黄帝内经》一词多义的认知研究

赵丽梅 ○著

DIALOGUE BETWEEN CL AND TCM
——COGNITIVE RESEARCH ON POLYSEMOUS
WORDS IN *HUANGDI NEIJING*

中国社会科学出版社

图书在版编目（CIP）数据

认知与中医对话：《黄帝内经》一词多义的认知研究 ／赵丽梅著．
—北京：中国社会科学出版社，2016.12
ISBN 978 - 7 - 5161 - 8830 - 9

Ⅰ.①认…　Ⅱ.①赵…　Ⅲ.①《内经》—多义词—研究
Ⅳ.①R221②H131

中国版本图书馆 CIP 数据核字（2016）第 205112 号

出 版 人　赵剑英
责任编辑　宋燕鹏
特约编辑　侯　杰
责任校对　朱妍洁
责任印制　李寡寡

出　　版　中国社会科学出版社
社　　址　北京鼓楼西大街甲 158 号
邮　　编　100720
网　　址　http://www.csspw.cn
发 行 部　010 - 84083685
门 市 部　010 - 84029450
经　　销　新华书店及其他书店

印刷装订　北京明恒达印务有限公司
版　　次　2016 年 12 月第 1 版
印　　次　2016 年 12 月第 1 次印刷

开　　本　710 × 1000　1/16
印　　张　18.5
插　　页　2
字　　数　304 千字
定　　价　68.00 元

序 一

勇于攻关的意志、辛勤耕耘的汗水、持之以恒的努力，终于换来了丽梅的学术专著《认知与中医对话》即将付梓出版的好消息，作为她的博士生导师，我深感欣慰与欢喜，在此首先祝贺学生所取得的具有前沿性的成果！

熟悉丽梅的人都知道，她是一个温柔且上进的人，在攻读博士学位期间，她既是一名谦逊好学、拼搏向上的好学生，又是一位省级优秀骨干教师，还在国家级核心期刊上发表了多篇论文，没有惊人的毅力和对事业的执着追求，恐怕难以同时完成这些艰巨的任务。

读博期间，丽梅对我开设的"语言哲学"课程甚感兴趣，她首先研读了相关文献，在探索之路上，逐渐对"体验哲学"有了自己的看法，于是，将研究重点定位到认知语言学。认知语言学尚处于不断发展的阶段，学者们对它的理解仁者见仁、智者见智，要在该领域做出创新且有深度的研究并不容易。但是，丽梅是个善于思考的人，她在中医院校从教十多年，耳濡目染，对中医文化与语言有了相当研究，基于这样的学术背景，她创造性地将认知语言学与中医语言巧妙地结合起来，顺利完成了学位论文的撰写与答辩，获得了博士学位。

基于丽梅博士论文的《认知与中医对话》，是一部通过认知语言学的基本理论对中医多义词展开多维分析、深入研究而完成的论著。

"他山之石，可以攻玉。"认知语言学作为一种新兴语言学理论被引荐到中国，其重要意义之一在于：可以利用其中的方法剖析汉语的各种现象，该论著就是这一思想的具体体现。在浩繁的汉语文献中，丽梅将研究对象锁定在《黄帝内经》。《黄帝内经》为中医四大经典之首，近年来，其海外教学正在悄然兴起，所以，对它的各种研究具有国际化意义。丽梅凭借多年的学术经验，首先领悟到：《黄帝内经》里质朴的文字内涵与独特的文化气息可以生动折射出认知与语言的紧密联系。在对《黄帝内经》反复研读的基础上，作者又凭借一定的语言直觉，精心挑选出八十多个典型多义词，对"一词多义"这一特殊语言现象进行了可资论证的分析与解释。这一过程实际上正是认知语言学研究方法——"内省法"的不自觉运用，这种方法具有一定主观性，但能帮助研究者考察直接反映认知活动的语言现象，从而找出一定的规律，探讨其内在的认知取向。该书正是通过西方的语言学理论发掘中医奥妙，又通过中医词汇的独特性展现语言理论之力量，为更好地理解认知语言学与中医学做出了哲理性思辨。

"化零为整，化繁为简。"认知语言学的特点之一是：可以把对语言现象零散的解释上升到认知高度，从而使其系统化与理论化。丽梅深谙于此，她将研究范围首先限定于中医文化和语言，对其进行深入考察，努力获取原始资料，然后对这些支离的资料进行分类整理与分析论说，最后概括出具有解释力的论点。例如，她通过"体验哲学"的思想，将中医起源、四诊合参、中医发展的地域性差异以及中医的"悟"，"精、气、神"和"取类比象"等分散的中医文化现象进行反复交叉，并从《黄帝内经》里汲取语料，论证了认知语言学与中医学的理论关联，这一落脚点可圈可点。该写作思路在后续篇章里贯彻始终，丽梅用原型范畴理论、隐喻—转喻理论和框架语义理论对语料库里的词语进行细致剖析，并以"几何学点、线、面的结合"为喻，将零散的中医词汇知识系统整合，使词多义化的认知机制立体化地呈现在读者面前，很多难解的中医词语得以通俗化、生动化，读来饶有趣味。

总之，整个研究过程体现了作者良好的洞察力和理解力，保证了收集到的一手资料有效、可靠，它们弥补了语言学界"一词多义"实证研究的不足，可以为认知语言学与汉字研究提供丰富的参考语料。此外，该书还在一定程度上例证了：认知语言学理论的最终目标并非完美再现人的认知过程与语言的原始面貌，而是启发人去激活大脑神经认知触点，对语言做出创造性研究。

该书虽非鸿篇巨制，但里面承载着语言学界一个青年才俊踏实的治学态度与开拓创新的思想。

路漫漫其修远兮！期望丽梅能在认知语言学与中国国学相结合的领域里不懈求索，取得更大成就。

是为序。

梅德明

2016 年 7 月 15 日于上海外国语大学

序 二

读了丽梅《认知与中医》的样稿，我欣喜地发现，中医的魅力已经跨越学科壁垒，在其他领域开花结果，实乃中医一大幸事；我还发现，当初在我眼中的小老师丽梅，潜心涤虑，卧薪尝胆，已经成长为一名有思想、有眼光的学者。

丽梅在云南中医学院任教十余年，置身中医氛围，耳濡目染，潜移默化，尝试着从语言学角度诠释中医，发表了多篇引用率高的论文，展现了她对中医的浓厚兴趣与研究能力，是外语专业研究中医的不可多得之才，是深受学生喜爱的老师。遗憾的是，为照顾家人，丽梅调离了学校。未曾想，学者有所属，研究无禁区，她依然钟情中医。跳出门外看中医，离开中医话中医，今天带给我们的是不一样的视角、不一般的美感。

中医学是发祥于中国古代的研究人体生命、健康、疾病的科学，是在朴素的唯物论和辩证法思想指导下，通过长期医疗实践逐步形成和发展的独特医学体系。《黄帝内经》是中医的"圣经"，是"医家之宗"，是中华文化的"活化石"。它"文义高古渊微，上极天文，下穷地纪，中悉人事"，反映着中华民族独特的宇宙观、自然观、生命观和生活观，堪称具有原创性的中国传统文化之典范。《黄帝内经》充斥着大量多义词，它们原始质朴的文字内涵与鲜明独特的文化气息蕴含着"人是原因"的理性思想，折射出认知与语言的紧密联系。丽梅通过对《黄帝内经》不同译本的研读，从中筛选出八十多个典型多义词，这些词特点各异，有的内涵与外延大相径庭，甚至还呈现多层次性，有的内涵与外延随语境不断发生变化，有的外延清晰而内涵极为模糊，有的所指在客观世界难以显现却是对生命与疾病的真知灼见。这些词大多言简意博，极富概括性、抽象性与模糊性，即使在同一个字里也常蕴含着丰富的中医学内涵。这给在当下语境解释其义造成极大障碍。但是，难以解释不等于无法解释，中医语言是基于人对周围世界认知的沉淀，从认知角度研究中医语言符合中医本源，利用认知语言学作为有力工具，可发中医晦涩之奥旨，撩中医神秘之面纱，行甚于言，丽梅这样想，也这样去做了。

作者通过各种非常用心的原文引述与分析，使《黄帝内经》"以医映哲、以哲贯医，遂之达到医哲结合"的成书特点得以凸显；通过对书名的探源、对篇章结构的深究和对语言音律美的剖析等，从新颖的角度建立起《黄帝内经》与一词多义研究所固有的千丝万缕的联系，使人耳目一新；通过体验哲学的思想精髓，使中医各种看似难以关联的具体现象得以线条式梳理，合情合理地呈现在读者面前，使人信服。

总之，《认知与中医》从认知语言学角度，凭借作者的学术经验与语言直觉，通过大量中医文献、中国文字典籍的研究和名家访谈，对中医词的多义现象进行了生动描述，并对现象背后的相关因素进行深度分析。书中既有对中医文化、中医语言与中国文字的生动剖析，更有作者的研究心得与创见，整个研究力争动静结合，张弛有度，使人感受到理论作用于实践的无限魅力，对中医学、认知语言学和中国文字与文化的研究者有新的启示。

中医药是"我国独特的卫生资源、潜力巨大的经济资源、具有原创优势的科技资源、优秀的文化资源、重要的生态资源"，是历经数千年而不衰的中华民族文化之瑰宝，值得业内外更多有识有志之士去继承好、发展好、利用好，让世界认识中医，让中医走向世界。前行路上，丽梅是其中的一员。

美丽源自内心，梅花香自苦寒。恭喜丽梅，找对了研究的方向，沿着这一方向，势必有更多的发现与收获。这本书仅仅是个开始，丽梅还会绽放精彩，散发芬芳。作为同心者和同行者，乐为之序。

云南中医学院院长

熊　磊

2016 年 8 月 1 日于昆明大学城

序　三

本书基于作者的博士论文，是写给做学问的人看的，故读者要耐得住性子。

本书的方法与视角是西方认知语言学，所以像我这样的门外汉，需下大力气才不致"迷路"。基于西方理论，分析对象却是《黄帝内经》——一本成书于4000年前的中文医典，我不得不佩服作者的胆量，也不禁为她捏把汗：这么大的时间、空间、文化、学科跨度，几乎令人目眩。

还好，作者对语言学及中医的功底了得，大跨度飞来飞去而论证逻辑严密，学术上站得很稳。

对本书语言学研究的意义及功用评价非我所能，只就对中医的意义说几句。

《黄帝内经》乃中医之本，今日，在西方喜欢中医的居民，无一例外地把《黄帝内经》当《圣经》来读，其神圣性与真理性不言而喻。作者顺其道而行之，以现代西方语言学解读该医典，从一个特殊角度阐明《黄帝内经》之合理，无疑有助国人重新审视自己的传统文化，功德大焉。这是本书学问之外的贡献：不管你做不做中医，均可开卷有益。

旅法人类专家　西方中医研究专家

贺　霆

2016 年 7 月 8 日于法国 Ambrines 堡

目　　录

第四篇　《黄帝内经》多义词的原型范畴化研究

第六篇　《黄帝内经》多义词的框架语义化研究

第七篇 一词多义认知研究的整合与启示

第八篇 总结

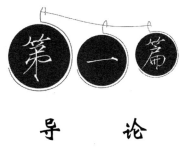

第一篇

导　论

第一章　选题缘由与结构

一　选题缘由

　　20 世纪 80 年代初以来，作为语言学与认知科学的一个流派，认知语言学得到国内外语言学界越来越广泛的关注。1995 年，王福祥、刘瑞清教授在给国家教委的报告中断言："二十年后，认知语言学将是最热门的课题。"的确，汉语"不爱搞形式主义"的特点证明了它"穿'认知语言学'这件衣服相对比较称身和舒服"（沈家煊，2010：序）。进入 21 世纪，认知语言学研究在国内已初具规模。研究重点一方面在于对国外认知语言学理论与方法的介绍和探索，另一方面在于运用认知语言学的理论和方法来解释汉语的词类、句式、句法和隐喻结构等语言现象，这些成果形成了良好的研究开端，但"运用认知语言学解释或解决汉语的实际问题，还有很大空间，值得进一步深入探索"（吴为善，2011：22）。正是在这样的大背景下，本书力图另辟蹊径，期望找到更好的支点来构架认知语言学与汉语资源之间的桥梁，通过"中西合璧"，使汉语研究对国外的理论提出者也有新的启迪。

　　认知语言学的哲学基础是体验哲学，体验哲学强调身体和大脑的第一性，强调经验和实践的决定性作用，这与中医理论体系形成的现实背景一脉相承，使二者的结合成为可能。由此，本书有了大胆设想：用认知语言学的理论来剖析中医语言，前者是后者的有力工具，而后者可以为前者提供大量实证，这是认知语言学跨学科研究的又一尝试，也是本书的选题缘由。

二 结构

全书由八篇构成。

其中，第一篇导论部分概括介绍了本书的选题缘由、研究结构、研究方法和研究目标。

第二篇对多义词的研究历程进行文献综述。具体内容：（1）对语义学创立初期，由历史语义学、结构主义语义学到生成语义学的各阶段的代表性研究进行梳理，指出：传统研究片面强调语言系统的内部机制而无法触及多义词本质，然后对它做出合理解释。（2）从语言经济性角度阐释由"一词一义"发展到"一词多义"的认知必然性；从词义构成、演变和延伸分析词语与认知的紧密联系。（3）基于上述分析，论证认知语言学对于多义词研究的开创性与理据性，并指出：将词的研究从语言上升到语言使用者——人，是对传统的突破，是一种能触及语言本质的创新。（4）通过文献发现，尽管认知语言学提出并逐步完善了众多概念与理论，为词的多义性研究提供了全新的认知视角，但目前对它的实证性研究还很欠缺，国内更是缺乏能结合汉语语料的原创性研究。至此，提出本研究的出发点与创新点。

第三篇是由基础研究向应用研究过渡的一篇，对认知语言学理论与中医学的关联性进行论证。具体内容：（1）认知语言学以体验哲学为基础，而中医是对人体生命现象和医疗实践长期观察与验证的结晶，二者一脉相承，互为印证，后者可作为前者的研究范本。（2）体验哲学的核心思想有：人类认知是基于对自身和空间的理解，心智的体验性，认知的无意识性和思维的隐喻性。以此为轴心，分别从中医和针、推起源，"四诊法"，"以人为本"，发展的地域性差异，"精气神"，"神悟"和"取类比象"等中医现象来进行互证研究，并从《黄帝内经》里汲取语料加以例证说明。该部分将认知语言学与中医学进行反复交叉，实现由基础性研究向应用性研究的过渡。

第四篇到第六篇是实证研究，也是本书的主体部分，对《黄帝内经》典型多义词进行认知研究。具体内容：（1）精选《黄帝内经》（包括《素问》与《灵枢》）的不同译本进行对比分析，萃取典型多义词，建立语料库。（2）用认知语言学的原型范畴理论、隐喻理论、转喻理论和框架语义理论作为研究工具，对语料库中的中医词展开多维研究：原型范畴理论重在对"淫、纪、宗、经、度、期、救、厥、息、故"十个词进行剖析；隐喻理论围绕"物理相似性，心理相似性，容器隐喻"，重在对"金、木、水、火、土，本，窍、溪、谷、井、泉、池、沟、丘、陵、宅、宫、府、堂、庭，官、玉，海"等二十多个词进行剖析；转喻理论围绕"整体与部分，范畴与成员，特征与实体，因果，行为，方位，构成，容器，所属"九种类型，重在对"手、足、身、味，毒、善、恶、舍，毛、羽、鳞、钩、毛、石，满、寒、粗、上、贵贱、喜怒、疼、蛊，死、出入、往来、逆顺、亡，表里、前后、上下、左右，水、膏、粱、菽、藿、石，胃、血，布衣、髻"等五十多个词进行详细剖析；框架语义理论重在对"精、气、神、阴阳"四组概念搭建框架并进行剖析。

第七篇首先基于前三篇例证的再分析，对一词多义现象本质做出整合性解释：犹如几何学里的点、线、面，原型作为人脑中的原料，隐喻/转喻作为人脑的思维手段，框架作为人脑中的显像，它们交织成一幅幅"认知图"，共同印证了词的多义性是人类认知范畴和概念化扩大的结果。然后，提出两个启示：（1）认知语言学与《黄帝内经》的有机结合表明人的认知心理古今相同，中外相通，并遵循一定的规律。（2）一词多义研究揭示了语言与认知的关系是互动而不可分的，只有按照认知规律研究语言，对各种语言现象形成动态的认知识解，才可能对语言有一个深度与全面的认识。

本书最后一篇为结语部分，对所做研究进行全面总结，指出价值及不足并逐项梳理出有待进一步研究的内容。

第二章　研究方法与研究目标

一　研究方法

由于目前科技设备尚未发展到直接观测和说明人脑思维与语言活动的阶段，认知语言学只能通过有规律观察和调查的方法来间接研究人的认知和语言。所以，Talmy（2007：XI）指出，认知语言学中占主导地位的研究方法是内省加理论分析。"所谓内省的方法就是采用自然观察的方法，观察直接反映认知活动的语言现象，然后找出有规律的东西，分析其内在的认知取向；所谓理论分析就是将认知科学的研究成果和理论运用于语言研究，发现语言结构与认知结构共同的规律。"（吴为善，2011：10）从而用大量的语言事实验证认知语言学理论的理据性与科学性。

基于此，本书在方法上将实现理论与实践的有机结合。具体而言，将在大量理论论述的基础上，通过作者长期研究中医学与认知语言学获得的内省来完成该项研究。所以，本书首先对《黄帝内经》里的一词多义现象进行描述与说明，从认知语言学视角，通过推理和猜想对该现象背后的原因进行分析和解释。此外，本书从具体的语言素材入手，通过建立语料库，研读大量中医文献和《辞海》《说文》等中国文字典籍，并对有一定造诣的多位中医专家进行访谈，凭借一定的"语言学洞见"或学术"直觉"，以多种方式对《黄帝内经》里的一词多义现象进行详细的语言分析。

本书定位为实证研究，力争动静结合，张弛有度——不仅描述语言的静态形式还展现语言的动态变化，同时，鉴于中医词语的模糊性，在阐释中设置了一定的边界和解释域，以便充分考虑到包容与精确的合理关系。

二 研究目标

　　一词多义是语言的普遍现象，它把多个含义囊括在一个符号里，凸显了语言的经济性原则，有效提高了大脑存储信息的密度，使人有更多的脑力从事有意义的活动。一词多义的重要性使其得到哲学界和语言学界的长期关注，它也成为认知语言学的研究重点。故此，本书借助认知语言学的相关理论对《黄帝内经》里的一词多义现象进行多方位解读，旨在对词的多义机制和多义的普遍性、灵活性与创造性做出全新诠释，从而在语言学里发掘中医的奥妙，在中医学里展现语言理论的力量，为更好地理解中医学与认知语言学做出哲理性思辨，在思辨中使古老的中国文字熠熠生辉，使科学的西方理论大放异彩。总之，对中国文化与文字的国际化研究提供新的视野，同时，试图揭开中医神秘而玄妙的面纱，为中医发展创造契机，就是本书期望达到的主要目标。

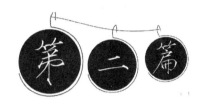

第二篇

一词多义的研究概述

第一章　一词多义的传统研究

当我们翻开任何一本词典时，首先映入眼帘的是很多词的后面密密麻麻排列着的各种词义，这些词被通俗地称为"多义词"。实际上，词典中的这些词义在整个语言体系中也仅仅是在某个历史阶段经人类创造、接受、普及，再进一步得以规约化而沉淀下来的部分语义，更多的词义则蕴含在语言的实际使用中，因为时代变迁、语境变化等原因没有被收录到词典里。

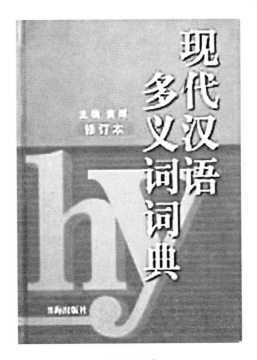

多义词词典

实际上，一个词同时具有多重含义，这不是一种简单的语言现象，而是一种语言与社会共同发展的现象，词义的变迁与生活息息相关，它是人类文化的活化石。所以，可以说，一词多义现象的研究将触及多个领域，值得深度探讨。

首先，Lyons（1977：550）很早就指出：一词多义指一种词汇形式拥有两个或两个以上相互关联的义项。围绕这一特征，多义词的研究核心应该是一个词素的多义依靠什么样的机制得以相互联系。或者说，一词多义的研究实际上是词义重构的研究，所以，研究关键在于词的"意义"。什么是词的"意义"？其实，"意义"本身也是一个多义词，存在各种不同的解释，它既可以是词语所表达的客观内容，也可以是词语使用者所传达的主观思想或感情等。总之，"意义"的意义是语言学界长期争论的问题。而作为非常普遍的语言现象，一词多义能生动反映意义的灵活性和创造性，所以，得到不同时代语言学家们的关注，但不同语言学派对它的描述也不尽相同。

可以说，词的多义性是一个古老而有争议的问题，有着悠久的研究传统。古往今来，语言学、社会学、心理学和语言哲学等领域都对其做过探讨，本书主要讨论语言学领域类的研究成果。

按照语义研究的发展，一词多义的传统研究大致可分为 19 世纪末的语义学创立初期，19 世纪末到 20 世纪 30 年代的历史语义学阶段，20 世纪 30—60 年代的结构语义学阶段和 20 世纪 60—70 年代的解释生成语义学阶段。每一阶段的阐释角度和关注程度虽不相同，但它们都是后继研究的基础，应该予以说明。

第一节　语义学创立初期

1897 年，语义学鼻祖、法国语言学家布雷阿尔（M. Breal）创造了"一词多义"（法语：Polysemie）这一术语：

　　　　不管这个新的意义是哪种形式，它都不会将旧的意义终结。相反，它们会彼此共存。同一个词依次可作为本义或隐喻义使用，作为狭义或广义，作为抽象义或具体义……从一个新的意义如何被加到这个词身上来看，它好像进行了自我复制，制造出新的样本，其拥有相似的外形，但不同的"语义"价值，我们将这种复制增多现象称为一词多义。

（张勇，2012：6）

根据上述解释，"一词多义"是多种意义并存的现象，虽然布雷阿尔早就认识到：词义的理解应基于说话者与听者的社会、认知需要和活动。这在研究视野上具有一定开阔性，但他关于"新义是在旧义基础上简单复制"的论述势必造成一词多义与同形异义（形式相同而意义毫不相同）之间的混淆。显然，布雷阿尔也意识到了这一局限，他指出："我们不应该说什么思想和词语，因为没有这种东西；有的只是状态、我们大脑的习惯和我们发声器官的活动。但是如果我们按照这种习惯说话，那么没有人会理解我们。因此，我们期待 20 世纪一门新科学的创立。"（张勇，2012：7）这一期待后来因 20 世纪 70 年代兴起的认知科学而实现，认知语言学也应运而生。

在布雷阿尔之后，很多语言学家试图定义"一词多义"，但他们的尝试都只停留于最初的框定：旧义与新义的彼此共存。所以，语义学创立初期虽然发现了"一词多义"的存在并对它做了现象性质的界定，但对其中的原因却没有进行深入研究。

第二节　历史语义学阶段

从 19 世纪末 20 世纪初到 20 世纪五六十年代，历史语义学达到研究高峰。作为语义学最早的研究门类，历史语义学关注语义演变问题，认为演变是漫长的历史过程，受到来自社会、文化等各种因素的影响，对此，英国文化研究的领军人物雷蒙·威廉斯（Raymond Williams）有深入研究。通过详细考察语言的历史演变，雷蒙在著作《文化与社会》（*Culture and Society*）里指出：语言符号是社会实践的产物，是动态社会过程的鲜明证据，语言与社会相互渗透的复杂关系需要历史的分析。他还指出："有些词虽然貌似历经数个世纪没有变化，似乎具有意义的连续性和不可变性，但实际上只是变化比较缓慢，一时难以为人们所察觉罢了。"（傅德根，2001：304）

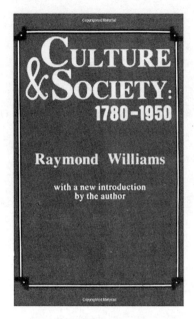

雷蒙·威廉斯的《文化与社会》

资料来源：http://img3.douban.com/lpic/s4412060.jpg。

　　以上这些观点表明：语义的历史演变正是词义多变的根源，换言之，词的多义性可以被视为语义演变的结果。历史语义学的观点符合语言发展的规律，为一词多义的产生做出了一定程度的解释，但这一解释只停留于表面，只能对词义的纵向延伸而无法对词义的横向扩展做出说明。所以，与布雷阿尔时代一样，历史语义学研究虽然承认了一词多义是语义革新的结果，但仍未能触及其产生机制的根源。

第三节　结构语义学阶段

　　1916 年，《普通语言学教程》出版，它是现代语言学之父索绪尔（Saussure）的代表作，是 20 世纪结构主义重要思想的来源，标志着结构主义语言学的诞生。与历史语言学不同，结构主义语言学强调语言的共时研究和语言形式、结构关系的系统描写。受此影响，语义研究从历时性转向共时性。《普通语言学教程》认为：语言是联结能指与所指的符号系统，能指与所指的关系是不可论证的，这种"任意性"原则是语言符号理论的基石，支配着整个语言和语言学（索绪尔，1985：103）。根据这一原则，词被视为一种音响形象，与其所指之间没有因果关系，由此，一个词的多个意义之间自然也难有必然的联系，所以，不必对其进行专门的研究。

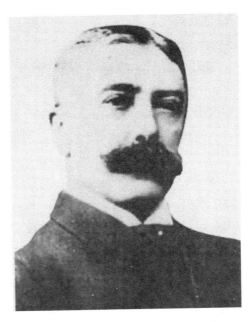

瑞士语言学家　费尔迪南·德·索绪尔

对于词义理解，还必须关注德国结构主义语言学家特雷尔（J. Trier）在1931年提出的"语义场理论"（Theory of Semantic Fields）。根据这一理论的核心思想，语言是多平面、多层级体系，对于任何语言现象的研究都不能孤立进行。基于此，词义不可能孤零零地存在于词汇系统之中，也就是说，一个词只有在与其他词共同组成的整体中才会有意义。语义场理论注重语言系统的整体性和系统性，通过对词与词之间的关系来解释词义，这是词义综合分析的一大进步。但这样的分析使单个词语的研究失去价值，进而使一词多义被视为"一件语言学分析的人工制品"（张勇，2012：9），是自然语言中根本不存在的现象。

无论是索绪尔的"任意性原则"还是特雷尔的"语义场理论"，其最大的弊端都在于：难以确定划分多义性与同形异义的判断标准。词源相同使词的意义相关，这是词的多义性；词源不同只在词形上偶尔相同，这是词的同形异义。由于重在从语言形态与结构特征入手分析词语意义，结构语言学无法解释两种词义现象的本质区别，只能把它们视为特例，视为一种巧合而非常规现象，从而被排斥到语言学研究之外，一词多义问题在此阶段仍然悬而未决。

第四节 生成语义学阶段

进入 20 世纪 50 年代后期，随着美国语言学家乔姆斯基（Chomsky）《句法结构》的问世，转换生成学派在同结构主义挑战和决裂的过程中成长起来。转换生成学派不再满足于对语言表面结构的描写与切分，而是致力于探索人内在的语言能力，其中，最典型的就是"语言官能"（the language faculty）的提出。"语言官能"是一种独特的官能司掌语言的能力，"Chomsky 有时把它比作心脏、肾脏之类，就像大脑里的一个器官"（陈嘉映，2008：271）。一定程度上，语言官能主张揭示人类

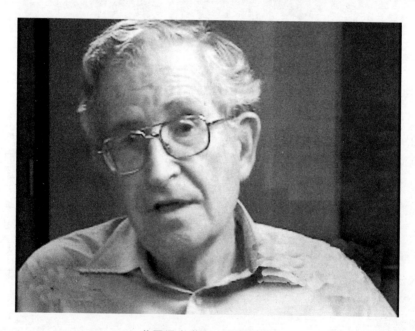

美国语言学家 乔姆斯基

心智，但"因偏向于严格自治的方法论而拒绝与心理学进行对话"
（Geeraerts，2006：145），从而导致很多语言问题成为盲点。美国语言
学教授莱考夫（George Lakoff）发现了这一弊端，他说："生成语法与
现代语义学理论本身有许多无法解决的问题。"（Lakoff，2005：2）为寻
找出路，莱考夫率先冲破生成语法的束缚，提出生成语义学，使语义研
究地位得以提升。

　　在这样的大背景下，围绕词的语义特征，很多语言学家对词义研究
做出各种新的尝试。例如，德国语言学家 Katz 和 Fodor 用树形结构对多
义词特征进行描述，力图解释语言歧义问题。这一方法可以快速判断语
境中词语的确切含义并能对词的层层含义进行直观呈现，对于多义词研
究具有一定的实践价值。然而，在树形图里，对词义排列常缺少有条理
的论据，层次划分也常有模糊交叉，至于多义词各义项之间的联系就更
难显现。

　　事实上，语义成分是一种抽象的、不可捉摸的语义元素，难以用于
实际操作，这一局限使生成语义学只能把一词多义视为多个意义的组合
而无法真正触及它的本质。实际上，莱考夫后来发现很多复杂的语言现
象都难以用生成语义学进行理性解释，所以他把语言理论再次转向，成
为认知语言学的领军人物。

第二章　一词多义的认知研究

以上语义学发展的各个阶段虽然都认识到一词多义的存在，但无法打破语言内部结构的局限，不能超越现象看到本质，无法对其做出系统分析和合理解释。

所以，本书将它们统一划入传统研究的范畴。与之形成鲜明对比的是，认知语言学不再拘泥于语言本身，而是上升到使用语言的人，从更高层次对一词多义现象做出了开创性的阐释与研究。本书把它单独列为一节，旨在强调这一理论对这一语言现象研究所固有的科学性与理据性。为了说明这一点，本研究认为可以先对词的产生与发展、一词多义的必然性与普遍性以及词义研究进行层层梳理，通过种种论述对一词多义的认知性产生一定感知，在此基础上，引入认知语言学对一词多义的研究成果。

第一节　词的产生与发展

如果把语言视为一个有机整体，那么，词就是这个有机体的细胞单位，语言的形成，就是词运动发展的结果。

根据语言学观点，人类基本词汇的主要来源是对生存环境里各种可以接触和感知到的自然景物或现象的命名，由此产生的成果保存了大量包含着自然信息的概念，很多与其相关的词语也应运而生。

具体地说，远古时代，周围生活环境里的食物、伤痛、威胁等不断刺激人脑发生进化，当发音器官也随之进化到一定程度时，人口中自然发出某种声音，这种声音开始与其他动物发出的声音一样，是对外界刺激的自然反射。后来，随着人类群体共同生存条件的影响，这些声音渐渐与事物对应起来，成为特定事物的指称。尽管这些指称可能是偶然、模糊与不稳定的，但群体间却能凭借它们进行最原始的信息传递与交流互动。这些可以被作为工具使用的声音正是词的萌芽，"它们作为符号形式，表征着语言的信息"（Lamb，2004：3）。在语言初始阶段，一个音或一个词刚产生时大多是单义而任意的符号，具有狭义指称的特点，如作为动物的"狼"，作为解渴的"水"，作为天气现象的"雨"和作为食物的"果"等。美国语言学家鲍林格（Bolinger）认为，这种现象符合语言的自然状况，因为"语言的自然状况是一个词形一种意义，一种意义一个词形"（Bolinger，1977：71）。的确，如果语言中每一个词的意义都是明确的，确实可以最有效地避免歧义的产生。"一词一义"可以说是一种理想的状态，这样的语言给人类祖先简单的原始生活带来很多便利，在小范围内能有效完成简单的交际任务，对于人类社会的初级阶段极为适用。

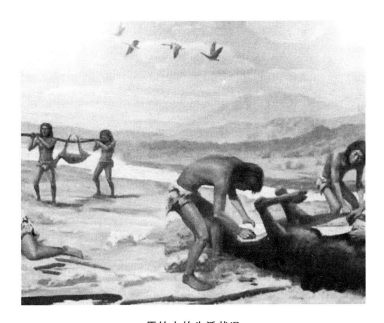

原始人的生活状况

资料来源：http://baike.sogou.com/h98756.htmsp=l65222253。

随着社会的发展，人的交际范围不断扩大，交际任务日趋复杂，需要解释的现象和表达的概念越来越多。语言的发展势必促使词汇不断增加，词义不断丰富，唯此才能满足不断滋生的新事物和新概念的表达需要。所以，除了指称实体的名词之外，人类逐渐创造出表示动作、性质、多少、人称、状态等的动词、形容词、数词、量词、代词和副词，随着观察、感知、分辨能力的提高，在实词基础上，人又创造出没有完整词汇意义但有表达功能的虚词：介词、连词、助词、叹词等。另外还有反映一类范畴的概括词，例如，花、草、树等构成一类范畴，用"植物"概括，猪、狗、羊等构成一类范畴，用"动物"概括，植物、动物又可用"生物"概括，而在生物、无机物之上还可用"物质"来概括。这些概括词生动展现了人的认知能力的不断发展，是人类高级思维的外在反映。

从词的产生与发展过程可以看到：正是人对物质世界有了认知，将对事物的具体所指外化为符号，形成能指。能指是事物的固着依托。在这一过程中，词得以形成，也就是说，正是认知使词与意义得以生成。

为了词义的明确性和表达的无歧义，最为理想的语言状态应该是：一个词形一种意义，或一种意义一个词形。但在现实中，这是不可能存在的，因为词类的丰富源于新事物、新思想和新概念的不断涌现，若使词与它们一一对应，词汇数量将不断激增，人类需要学习、记忆和使用的词语将膨胀到无穷尽，最终，词汇的无穷尽将导致语言的混乱而使其逐渐失去使用价值。所以，使语言保持"一词一义"并通过增加新词来满足人们表达的需要违背了人类认知规律，是不科学的。

第二节　一词多义的必然性与普遍性

人类该如何适应对客观世界无限性的描述？赋予已有词汇以新义是最直接而简单的方法。实际上，尽管一个词在产生之初往往仅用来指称某一特定的事物或概念，但在社会发展过程中，人们一直趋向于用已有词来表达相关义。由此，词义得到发展，大量词同时具备原义与新义。新义是在原义基础上的不断嬗变，二者的同时并存就产生了词的多义现象。

例如，古人观察日起日落并将形似太阳的符号用于表示时辰，中间加一点表示光热，《说文·日部》有载："日，实也。太阳之精不亏。从口、一，象形。"可见，"日"是典型的象形字，它的甲骨文、小篆或现代字形都貌似太阳。"日"的本义只有"太阳"，《孟子》有证："天无二日，太阳也。"后来，人们基于对"日出天亮，日落天黑"这一自然现象的认知使"日"延伸出"白天，白昼"之义，《孟子》有证："夜以继日。"后来，基于对"日出日落为一日"这一时间规律的认知，"日"又被引申为"一天"，《礼记》有证："教子数日（数日子）。"总之，随着认知的发展，"日"的含义逐渐增多。同样，英语"sun"看似一个有明确所指的指称词，其实，除了"太阳"之本义外，它还有"阳光、恒星、荣耀"等引申义，此外，它还可以转类为动词，表示"曝晒"。

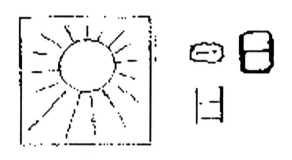

"日"的象形字演变

资料来源：http：//cncharacter. blog. sohu. com/105547343. html。

从单义词转变为多义词，"日"或"sun"的词义发展生动例证了：语言随使用环境不断发生变化，为了避免无止境地创造新词来增加大脑的记忆负担，在新概念与原有概念相似时，人类趋于将多种概念合并在一个已成的词形中，从而使蕴含丰富含义的词得以产生。随着人类对客观世界的不断体验和感悟，词被负载的意义愈加丰富，很多词逐渐成为记录思维发展的缩影，这个过程的机制就在于人的认知发展。正是认知，使人类不断拓展视野，使不断获得的各种感知凝聚于词，形成各种强大的意义群。

"日"或"sun"的词义发展还生动例证了：一词多义可以有效减少词汇数量，有效满足表达需要的巨大力量。但是，人类为什么会有给词赋予多义的趋向呢？

实际上，在语言的选择过程中，使用者总是有意无意地调动大脑里储备的相关词语和信息，对其进行比较和筛选，从而选用最合适的词语来表达相关联的认知。可见，正是语言使用者的一种主观行为促成了多义词的形成。这种主观行为是省力原则的一种具体表现，对于后者，在《人类行为与省力原则》中，美国哈佛大学教授齐夫（Zipf）指出："无论是单个的还是集体的，各种行为都含有省力原则，其中也涉及到言语行为中所遵循的最基本原则。"（何雅文、许亮华，2010：54）对此，法国语言学家马丁内特（Martinet）也持相同观点，他认为，"语言进化发展受两个相互矛盾的因素影响：一是人类交际的需要；二是人类往往想将其心智和身体活动降到最低程度的特性。人的这种生理、精神上的天然倾向和交际需要构筑了语言的经济性原则，人类言语行为与其他的事物一样，都遵循省力原则"（陈新仁，1994：8）。在省力原则的推动下，人类的认知往往遵循这样的规律："认知活动总是以最小的投入获得最大的认知效果。为此，人们把注意力集中于最为相关的信息。以最小的努力利用有限的信息激活信息储备，建立最多的推导信息。在信息储备的基础上，对少量甚至不完整的信息进行加工处理，推导出符合经验和常规知识的信息。"（陈忠，2007：40）在这样的认知活动下，人们发现，"语言创造行为同样遵循'语言与认知经济性原则'，即人们并不是无止境地创造新词语来适应变化了的语言外部环境，而总是试图以最小的认知能量消耗来达到交际目的，以最节约性的方式简化语言系统以利于语言记忆与使用。可见，这是一词多义现象产生的最根本原因"（张勇，2012：112）。

总之，"一词一义"会导致词汇量无限扩大，加重人的记忆负担，显得耗时又耗力，而"一词多义"则使词的内涵更为丰富，功能更为强大。"一词多义"可以帮助人们从基本含义中推导出其他含义，无须人脑进行全面的记忆，方便了人的记忆与运用，显得省时又省力，所以，在语言使用中，大量多义词代替单义词成为一种必然。可见，正是省力原则促使认知呈经济化发展，也正是这一原则使"多义成为人类话语的一个基本特征"（Ullmann，1962：159）。

在对人的不断认知进行经济性表达的有效手段中，词的多义化优于造词、构词和借词，被认为是语言正常而应被期待的状态，体现了语言发展的必然规律。毫不夸张地说，语言发展到现阶段，除了一些科学术语和专有名词外，大部分词都或多或少地表现出多义性。随便翻开一本词典，会发现几乎每个词都不止一种义项，而就是词典里列出的所有义项也不过是词实际使用中的冰山一角。随着语境的不同，词语的意义还会呈现出各种变化，可见，一词多义可谓语言中最普遍存在的现象。

一词多义普遍存在，它未阻碍人们的语言交流，反而使语言变得丰富多彩，它的重要性逐渐受到语言学家、哲学家和文学家们的关注，但对它的解释却众说纷纭，成为语言研究的一大挑战。

第三节 词义与认知

20 世纪六七十年代随着 Cognitive Psychology（认知心理学）、Cognitive Science（认知科学）等的兴起，"认知"（cognition）一词在西方学术界广为流行。这一词语来源于拉丁语 "cognition"（the action or faculty of knowing or learning），从本源上看，"认知"首先是一种心理现象，属于心理学的研究范畴。美国心理语言学家 Gibbs 对其做出了简明的解释：认知就是身体与世界相遇时所发生的情况（Gibbs，1999：147）。具体地说，认知是"一种与情感、动机、意志等心理活动相对应的大脑理智的认识事物和获取知识的行为和能力"（赵艳芳，2011：1—2）。这种行为和能力必须有自己的载体，这个载体就是"人"，正是作为认知的主体，人能表达自己对物质世界的发现、体验和思考。所以，认知是人类智能的运用，是人类各种活动的机制和基础。

"认知"是如何形成的？王文斌指出：人类的世界知识、对社会常规的把握、人生经验和记忆正是认知形成的基石（2007：138）。何自然也指出：认知是人们对客观世界感知与体验的过程，是人与外部世界、人与人互动和协调的产物，是人对外在现实和自身经验的理性看法，通过认知，人们对世界万物形成了概念和意义（2006：13）。可见，"认知"形成于体验。

通过直觉、感知、推理等体验方式，人类具备了认知的能力，而在这个过程中，"人类并非像镜子一样简单地对客观事物进行复制，而是对外界信息进行符合经验的加工和再创造"（陈忠，2007：35）。这种再创造显现于外则成为人类的各种能力，其中最重要的能力就是语言能力。虽然人类只有在对事物的认识基础上才能使用语言进行表达，换言之，认知是语言产生与发展的基础，但语言能帮助人类更好地运用思维和形成新的认知，它对认知有着强大的推进作用。所以，将认知从心理学领域引入语言学研究势在必行。

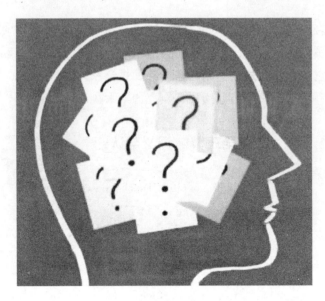

什么是认知

资料来源：http://www.360doc.com/content/13/1024/22/1630322_ 323879979. shtml。

对于语言与认知的关系，Driven & Verspoor（1998）认为："语言是认知系统的一部分，所有认知能力都与语言互动，并受语言的影响。" Taylor（2002）也认为：语言形成了人类认知的一个组成部分，任何对语言现象的深入分析都是基于人类认知能力的。Jackendoff（1983）还认为：语言传递的信息并不是关于真实世界的，而是真实世界反映在头脑中的投射世界（projected world）。这些观点无疑在表明：语言所构建的概念世界来自人的真实经历，是这些客观经历在人脑中的一种主观再现。实际上，大量基于语言的研究都表明：无论语言的产生，还是语言的运用与理解过程都是人类对客观世界体验与认知发展的结果，语言能力与认知能力相辅相成，不可分割。所以，语言与认知的关系可以被视为：语言是认知这座冰山浮出水面的那部分，属于冰山的一角，这一角的形成是认知这一整体的外化；同时，通过这一角，可以观察和研究到认知的内涵，换言之，语言本身留下了人类认知活动的印迹。作为语言的基础部分，词语与认知紧密相连，可以通过分析词语，重构认知语言体系的特点。这就是本书的论点所在。这里，首先通过词义构成，词义演变和词义延伸的过程来逐步深挖这一问题。

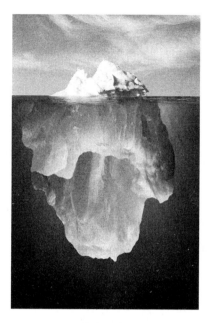

冰山一角

资料来源：http：//img4. duitang. com/uploads/item/201308/09/20130809141301_ AB8yw. jpeg。

一 词义的构成与认知

英国语言心理学家奥格登（Ogden）和理查兹（Richards）的著作《意义之意义》（*The Meaning of Meaning*，1923）激发了词义研究的热潮。对于词义构成，语言学界基本达成这样的共识：词义 = 基本意义 + 伴随意义。

基本意义也叫概念意义（conceptual meaning）或指称意义（denotative meaning），它是"词义的核心，没有这一核心，词就不能存在"（杨杰，1997：28）。概念是人类凭借感觉器官与外界事物建立联系后，通过人脑的抽象能力对这些感性认知进行加工，从个别到一般，从具体到抽象，逐步把握到的一类事物的本质或所共有的属性。这一属性需要以可被感知的形式在人脑中存储、传递和自我表达，而在这些形式中，词是最重要的介质。所以，莱考夫认为："概念是语言意义的最小单位，词的意义由概念构成。"（2005：18）作为"人类在认识客观世界中通过命名活动而给予特定事物或现象的语言标记"（戴昭铭，1996：127），词使人脑中形成的概念得到有效表达，或者说，词的概念意义正是基于人类对事物的认知。

伴随意义是基本意义之外的附加意义，指"由一个词所指事物的本质特征而联想到的那些非本质的或公认的特征"（吴小晶，2002：10—13）。伴随意义又被称为联想意义或情感意义等，常用"connotations"（内涵的复数）表述。人的联想或情感常随文化背景和生活经验的差异而不同，从而使"表达同一理性概念的词……（常）引起不同的心理反应"（王福祥、吴汉樱，2000：86）。除了群体差异外，个体受语用目的支配，常根据特定的语境赋予词临时意义。可见，词的伴随意义实质上也是一个语用与认知的问题。

二 词义的演变与认知

"绝对不变性是不存在的，语言的任何部分都会发生变化。"（索绪尔，1985：194）作为语言系统中最活跃的部分，词汇最能凸显语言的变化，实际上，词汇本身就是"在历史上形成并不断发展的社会现象"（盛炎，2006：269）。词汇变化的主要方式有：旧词消亡、新词产生与词义演变。

词义演变的动态探讨非常复杂，但基本可以归为社会与语言两个因素。一方面，词义"随着社会以及人们认识的发展而发展。人类社会中的事物、概念、思想不断发生变化，因此反映客观事物或现象的词义往往会发生变化"（汪榕培，1997：4）。另一方面，语言本身的发展使词义随之发生演变。例如，国际化交往使大量其他国家或民族的词汇涌入本族语言并逐渐固化成借词，借词使原有词的词义发生演变。再如，为最有效地发挥交际功能，词语逐渐趋向简化，"复合词往往可以简化为一个词，一个短语也可以简化为一个词，它们在适当的语境中，意义是可以理解的……"（Simeon Potter，1969：11）可见，词在使用中的简化也是引起词义变化的原因。

总之，社会和语言的发展使词义不断演变，而发展的动力在于人，在于人对世界和自身的认知积累，所以，词义演变与认知紧密相关。

三 词义的延伸与认知

从本章第一节和第三节可知：词有"本义"和"引申义"。"本义"常具任意性。本义之外的引申义却并非偶然，它们是"基于联想作用而产生的一种词义发展"（蒋绍愚，1989：54）。随着社会的发展，人类对世界的认识不断深化，在此过程中，当人们发现新事物与已知事物之间有一定关联时，并非一味地创造新词语，而是从现有的词汇中通过复合与派生等方式生产新词，即用已有词汇去命名新事物、表达新观点或描述新经验，以最小的投入获得词汇记忆和运用的最好效果，当然，这些词义的形成不是任意的，而是在本义基础上的进一步延伸，即引申义。可见，词义延伸与人和外界的互动密切相关，与人类认知有着千丝万缕的联系，正是词义的延伸使"人所说的任何语言都有词汇的储备，这种储备几乎能够满足表现人类头脑中出现的一切新思想的需要"（Tylore，2004：110）。事实上，人类一直在运用已知词汇创造新义，词义延伸表明了"人类智慧从无知识到有知识所走过的一条道路"（Tylore，2004：115），它是语言发展的必然，是人类认知加工的产物。

以上对词义构成、演变与延伸的梳理都毋庸置疑地证明：词义与认知不可分。实际上，"所有词汇的一切意义最终来自身体经验"（Halliday & Hasan，1985：7）。具体地说，"语言中词语所表达的意义，以及如何结合使用，取决于人们对于周围真实世界的感知和范畴化"（Ungerer & Schmid，2001：278）。所以，"从认知角度思考语言至关重要"（Goldberg，2003：1）。总之，种种论述都在表明：对词义理解离不开对人认知过程的分析。

第四节　认知语言学对一词多义现象的解释

一　认知语言学概说

1. 认知语言学的出现与发展

既然词义具有认知性，用认知语言学理论分析一词多义就非空中楼阁，那么，认知语言学到底是什么？这里，首先对它进行整体概说。

作为一个专门术语，在"认知与心智"研究的基础上，"认知语言学"出现于1971年，最初专指大脑中语言的研究（Lamb，1998：381），但更多的国内外学者突破Lamb的研究方法和内容，给予"认知语言学"更广的研究空间。如今，认知语言学已经涉及认知科学、认知心理学、哲学、逻辑学、社会学、语言学等多个领域。

从语言学领域分析，认知语言学是以第二代认知科学和体验哲学为理论背景，在反对主流语言学转换生成语法的基础上诞生的新兴语言学流派。它的发展经历这样的阶段："上个世纪 70 年代中期开始在美国孕育；80 年代中期以后开始成熟，其学派地位得以确立；90 年代中期以后开始进入稳步发展的阶段。"（李福印，2009：23）每一阶段都有其显著的特点与标志。孕育阶段，一系列探讨色彩词，范畴理论，空间关系和语言格式塔结构等语言主题的论文在心理学杂志上陆续发表，加上莱考夫和约翰逊的《我们赖以生存的隐喻》（*Metaphors We Live By*，1980）和美国语言学教授 Langacker 的《认知语法基础》（*Foundations of Cognitive Grammar*，1987）两本巨著的问世成为认知语言学的萌芽，为其发展起到了不可估量的作用。趋于成熟阶段，国际认知语言学学会（ICLA）在德国（1989，Duisburg）成立，由 Dirven、Langacker、Taylor等担任主编的认知语言学专刊 *Cognitive Linguistics* 正式创刊。在这样的大背景下，认知语义学和认知语法作为认知语言学两大重要组成部分得到长足发展。认知语义学提出了对原型范畴、意象图式、概念隐喻、象似性和心理空间等重要概念和理论的探讨，这一切促成认知语言学作为

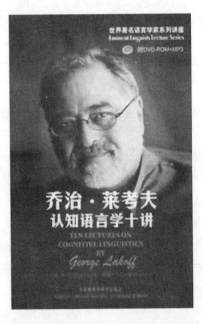

认知语言学奠基人之一　乔治·莱考夫

资料来源：http：//img37. ddimg. cn/51/20/9298527 - 1_ e. jpg。

一个独立的研究范式在国际上得以确立。稳步发展阶段，另一位认知语言学创始人、美国语言学家 Talmy 的《走近认知语义学》（*Toward a Cognitive Semantics*，2000）问世标志着认知语义学得以系统化，同时，认知语言学在世界各地迅速扩展，综述性质的教科书大量出版，包括中国在内的很多国家相继建立了认知语言学研究会，这一切促成认知语言学迅速向认知社会语言学、认知诗学和认知意识形态研究等相关学科的扩展。

2. 认知语言学的内涵

自认知语言学问世以来，很多语言学家试图给它下定义，例如，Ungerer & Schmid 认为，它"是基于人们对世界的经验和对世界进行感知和概念化的方法来研究语言的学科（Cognitive linguistics…is an approach to language that is based on our experience of the world and the way we perceive and conceptualize it）"（2006：introduction）。Dirven 则认为：认知语言学视语言为人类认知不可分割的部分，语言与其他认知能力一样以相同的认知原则为基础，并与这些认知能力发生互动（2005：17）。不同的描述表明：认知语言学使我们认识到没有独立于人的认知而存在的意义，语言的产生与运用都是人对客观现实认知的结果，这一结果反过来又对认知产生了巨大影响，所以，语言与认知不可分。

总之，认知语言学使语言研究被提升到一个新的阶段。作为"新兴学科"，认知语言学一方面揭示了语言的产生、获得与运用过程和认知活动的各种联系。它强调人的认知在语言中的地位，突破了"语言独立于人的思维"这一狭隘的传统论断，能对语言做出再认识与再解释。另一方面，它又能帮助我们通过对语言的分析来揭示人类心智中的很多奥妙。

二 认知语言学与汉语研究的契合

20 世纪 90 年代，认知语言学的热潮涌入中国，国内语言学家也试图给它一个合适的汉语释义。例如，将松散于国外单项研究的认知语言学理论首次较为系统地介绍给国内语言学界的赵艳芳指出："认知语言学是认知科学的一个分支，是认知心理学与语言学相结合的边缘学科。""认知语言学是以人们对世界的经验和人们对世界的感知、概念化和认知方式为基础来研究语言的。"（2011：8，14）王寅则把对"认知语言学"进行界定的各种观点归纳为：认知语言学是"坚持体验哲学观，以身体经验和认知为出发点，以概念结构和意义研究为中心，着力寻求语言事实背后的认知方式，是通过认知方式和知识结构等对语言作出统一解释的、新兴的、跨领域的学科"（2007：封底）。

　　在对这一新兴学科的探究中，很多语言学家发现：汉语自身的特点比起很多西欧语系更适于从"认知和功能"角度加以研究；"语言能力基于人的认知"这一认知语言学的核心思想特别贴近汉语"不爱搞形式主义"的特点，非常符合汉语的实际，用吕叔湘先生的比喻就是："正如一件衣服，做的式样很好看，可就是不称身，这儿太肥，那儿太瘦，穿在身上不舒服。"汉语穿"认知语言学"这件衣服相对比较称身和舒服（吴为善，2011：序）。对于认知语言学对汉语研究的作用，赵艳芳还指出：（1）可以利用其理论和方法解释汉语以前尚未解释的现象；（2）将过去零散的解释研究上升到认知的高度，理论化、系统化（2011：13—15）。

　　总之，通过"西学为用"，汉语研究在国际认知语言学界将出现新的繁荣景象。

三　认知语言学的研究原则

　　随着哲学、人类学和生物学的不断发展，以思维为研究对象的认知科学显得日趋重要。同时，人们也越来越多地发现，语言作为人类思维的结晶，并非是封闭而自足的体系，它蕴藏着无穷的奥妙，是人的生理功能、生存环境与社会活动等各种因素相互综合的产物，是智能活动的结果。二者结合，可以证明：把认知科学和语言学有机融合的认知语言学是语言研究发展的必然趋势。

　　从认知角度，认知语言学特别强调人的体验和人的主观能动性在语言形成和运用中的作用。人的这种主观能动性是"大脑通过感觉、知觉、知识表征、概念形成、范畴化、思维而对客观事物及其关系的信息进行加工、组织、储存处理和编码、解码的一系列心理活动。在这个过程中，人的生理构造、身体经验以及观察、选择、注意力等感觉、知觉能力对于概念和知识的组织产生一定的影响"（陈忠，2007：34—35）。这一系列的心理活动就是人的认知。所以，认知语言学实际上是一种把语言视为认知活动，以认知为核心，研究语言规律的科学。

那么，该如何操作呢？Newman 明确指出："承认语言结构和人类认知（及更为概括的人类经验）之间的各种重要联系是认知语言学运动的一个标志"（2004：193）。基于这样的标志，认知语言学把"人"视为具有相应生理机制、心智功能的认知主体，这一主体与物质世界发生互动体验，这种体验可以被加工处理为认知成果，其中最为突出的就是语言，所以认知语言学研究的核心原则便是"现实——认知——语言"。据此，赫尔德的观点极为可取，他认为：语言并非先验之物，而是感性活动的产物，所以，语言起源问题只能用经验的、归纳的方法来解答（1999：65）。具体地说，认知语言学倡导"从人的认知（即人们认识客观世界的方式）的角度观察和研究语言，同时，通过观察语言，找出规律性的东西，分析语言反映的认知取向，从语言的各个层面探讨认知与语言的关系及其性质，说明语言是认知发展的产物"（赵艳芳，2011：Ⅳ）。

四 认知语言学对一词多义的研究

认知语言学最大的突破在于"语言并非封闭的体系"，它认为人类通过身体与大脑和周围的世界发生互动，形成一定的感知与体验，在此基础上，语义得以形成。基于这样的语言观，认知语言学发现：正是对客观世界的感知，使人们能把基本概念范畴和范畴关系结合起来，从而确定事物的基本特征。

具体到词语分析上，认知语言学指出："一个词项不是包括了一个固定的、有限的和独特的语言意义表征，而是提供了一个到达无限多的概念和概念系统的路径，词是通过灵活的、开放和依赖语境的方式来激活相关的概念系统的。"（束定芳，2009：79）至于词与语义的联系，认知语言学也有独特的研究，较为典型的有关于"投射"与"图式"的论说，认知语言学指出，"一个语言形式通过'投射'或突出相关领域的某一特定区域而获得其意义。'投射'隐含着通过某一合适的'图式'或一组图式与某一领域进行组合"（束定芳，2009：79）。Sweetser（1990）对这个过程做出了较为详细的说明："人类在表达内在领域（如情感、心理与思维等）的活动时一般用表达外在领域（社会—物理）的语汇来表达。或者说，将外在世界作为源域（source domain）映射到作为靶域（target domain）的内在世界。从语言表达的层次来看，

抽象的概念往往源于具体的事物。"（刘正光，2006：100）

这些观点说明了：词、语义和人的心理不可分。这一观点使认知语言学不同于生成语义学利用表层词义分隔的树形结构来解释多义词词义，而是把一词多义研究推向更高的层次。实际上，通过对大量词汇语料的分析，认知语言学旗帜鲜明地指出：由词项表征的多义性是一种心理上真正存在的概念现象。具体地说，"多义现象是通过人类认知手段由一个词的中心意义向其他意义延伸的过程，是人类认知范畴和概念化的结果，多义词的词义范畴特征是它拥有一个共同的意义核心，使得不同的多义项聚合在同一词汇上"（张勇，2012：254）。

对于一词多义的研究，"到前为止，国际认知语言学界在此领域已有相当多的论文发表，并且有两本专题论文集问世——*Polysemy in Cognitive Linguistics*（Cuyckens & Aawada，1977）和 *Polysemy：Flexible Patterns of Meaning in Mind and Language*（Nerlich et al.，2003）"（李福印，2011：214）。这些研究普遍认为：词义不止源于语言系统内部，更植根于人类与世界互动过程形成的经验，所以，一词多义其实是人类认知概念的多义性在语言上的体现。

总之，通过强调人的认知对概念形成的作用，认知语言学认为，多义现象是一个词语具有多种相互联系意义的语言现象，这一现象是通过人类的认知手段（如隐喻、转喻等），由一个词的中心意义或基本意义向其他意义延伸的过程，是人类认知范畴和概念化的结果。基于这样的认识，认知语言学运用范畴理论、隐喻/转喻理论、框架语义理论、概念合成理论等以及语义的经验观、概念观、百科观，原型、范畴、域、家族相似性等认知概念，对一词多义的本质展开了多角度和多层面的研究。

第三章　结语

综上所述，作为一种普遍的语言现象，一词多义很早就得到语言学界的关注，围绕"同一词形为何聚集了多种意义？这些意义之间是否有关联？这些关联是如何形成的？"等核心问题，不同的语言学研究阶段给出了不同的解释。

传统语义学要么通过词源学为标准划分同形异义和一词多义，要么通过义素分析法或树形结构分析一词多义，虽然它们也曾强调词与客观世界的关系，或强调词本身的内部逻辑关系，在一定程度上为一词多义研究做出了贡献，但由于受到固有模式的限制，这些研究忽略了人的作用，对词项语义演变的能动力和理据研究不足，对一词多义的产生机制、性质以及各意义之间的联系等不能做出合理解释。

在传统研究的基础上，认知语言学突破性地指出：一词多义不仅是普遍的语言现象，它还具有创造性和灵活性的特点，这些特点是在语言产生的过程中自然形成的。语言的产生源于人类对客观世界的体验所产生的认知，这种认知不断变化、发展，从而带动语言也在不断改变和创新，反映到词语里，就是一个词形不断被增加或转变意义，所以，一词多义并非是一个语言形式下绝对静止的意义聚合体，而是处于不断变化中的可变体。同时，由于人的认知是逐渐发展的，也就是说，对事物的认知是有关联性的，所以，词义的扩展不是任意的，很多意义被组合到一定的词形下是有一定规律可循的，而这一规律的探寻正是认知语言学的研究重点，即从语言形式、语义与人类认知相互联系的角度进行研究，这也正是认知语言学与传统语言学在多义词研究上的本质分歧。

总之，无论从词的产生与发展，还是从词义的构成、变化与延伸都可以发现：人的认知是一词多义形成的源泉。所以，可以得出结论：以寻求语言事实背后的认知方式为核心的认知语言学对一词多义现象的解释是一种创新，它以丰富的理论和独特的概念为一词多义研究提供了全新的认知视角，成为分析这一语言现象的有力工具。

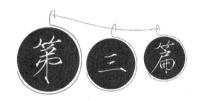

第三篇

《黄帝内经》与认知语言学的关联

第一章 《黄帝内经》的综述

在用身体体验环境的基础上产生的中医学兼具社会性与自然科学性，这与认知语言学的哲学基础和学科性质同出一辙，所以，中医学可与认知语言学实现跨学科的交叉，而中医语言也可成为认知语言学理论研究的范例。

中医学论著可谓汗牛充栋，本书为何选择《黄帝内经》作为研究范本？它与认知语言学又有何关联？这是本章的论述重点，也是本书的立意所在，对两个问题的探讨实现了从基础研究向应用研究的过渡，对《黄帝内经》的社会价值与语言魅力进行综述，可以使它的研究意义得以浮出水面。

第一节 《黄帝内经》的社会价值

一 "医家之宗"

《黄帝内经》是我国医学宝库中现存成书最早的一部医学典籍，它融会贯通，荟萃了中国古代哲学、气象学、养生学、地理学和社会学等各领域的精华。它在古代朴素辩证唯物哲学思想的指导下，通过对生命现象的观察与对医疗实践的反复验证，由感性到理性，由片断到综合，逐渐发展而成。

对于它的作者与编写年代，众说不一，至今仍无从考证，但基本被认定为非一人之手笔，非一时（时代）之创作，非一方（方域）之成就，而这也正是它历史久远的见证，反映了我国劳动人民长期的生存经验与对周围世界的逐渐认识，是体验认知的结晶。

在总结秦汉以前的医疗经验和医学思想的基础上，《黄帝内经》确立了"整体观念""阴阳五行学说"与"藏象学说"等理论体系，并对脏腑经络和气血津液等内容做出了较为系统的论述，是中医学理论体系的形成与奠基之作。现存的《黄帝内经》包括《素问》和《灵枢》两部分，其中，《素问》现存 79 篇（有 2 篇存目，正文亡佚），《灵枢》81 篇，共 160 篇。《素问》重在探讨天人合一、阴阳学说、五行学说与藏象学说；《灵枢》凸显中医经络、针灸学及其临床的理论渊源，二者集医理、医论与医方于一体，突出阐发了古代的哲学思想，强调了人体内外统一的整体观念，从而成为中医基本理论的渊源。它们的问世"体现出中国古代的理性医学已具备了成熟而自信的风度，表明中医学已真正进入一个全新的历史阶段，即理性看待人的生命与疾病的时期"（何欲民，2004：17）。

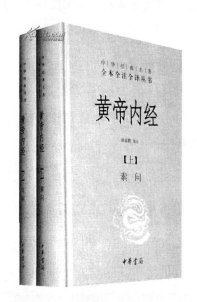

《黄帝内经》

资料来源：http://book.kongfz.com/item_pic_8708_162363280/。

二 中华文化的"活化石"

《黄帝内经》不仅享有"医家之宗"的美誉，还是中华文化的"活化石"，呈现出典型的人文性和多元思维的特点。它"文义高古渊微，上极天文，下穷地纪，中悉人事"（《类经·序》），反映着中华民族独特的宇宙观、自然观、生命观和生活观等，堪称具有原创性的中国传统文化之典范。程雅君指出："中医学是以'术'载'道'的体系，'道'是中医之神，'术'是中医之形。神以御形，形以载神。形神不可分离，道术不可偏颇。"（程雅君，2010：107）这里，"术"即医术，指中医学研究；"道"指中医在不同阶段融摄的哲理，包括道家之"道"，儒家之"道"，释家之"道"，乃至诸子百家之"道"，它们汇集而成博大精深的中华医"道"，在《黄帝内经》里都有据可查。

道家之"道"构成了《黄帝内经》的基本思想体系，《黄帝内经》里充斥着很多与《老子》《庄子》和《道德经》里内容相似、意境相同的句子和段落（李良松、郭洪涛，2007：7）。例如，《素问·上古天真论》说："故美其食，任其服，乐其俗，高下不相慕，其民故曰朴。"（译释：吃什么都香甜，穿什么都舒服，对于习俗随遇而安，互相之间不羡慕地位的高下，人们都自然朴实）神似于《老子·道德经》第八十章："甘其食，美共服，安其居，乐其俗。"虽然前者解释各司其职的人体脏腑，后者描绘安居乐业的百姓生活，但本质上体现的都是道家崇尚自然的基本理念。另外，句中的"朴"也是道家思想的关键词，例如，《老子》五十七章说："我无欲，而民自朴。"两个"朴"都是指自然、朴素和朴实的状态。又如，《素问·至真要大论》说："高者抑之，下者举之，有余折之，不足补之。"（译释：上冲的抑之使下，陷下的举之使升，有余的泻其实，不足的补其虚）在《道德经》里出现在第七十七章："高者抑之，下者举之，有余者损之，不足者补之。"这正是道家关于"天道"的哲学命题：减少有余而补给不足，这也正是中医的基本医理所在。另外，《素问·灵兰秘典论》里的"至道在微，变化无穷，孰知其原！……恍惚之数，生于毫厘，起于度量，千之万之，可以益大，推之大之，其形乃制"。（译释：养生的道理极其微妙，变化是没有穷尽的，谁能了解它的本源呢？……最微小的物体，渐渐地可以用毫厘来计算，上了毫厘大小的东西再经过积累，便要用尺来度斗来量了，然后，扩大、再扩大，就成为形体了）这似乎也是对道家"道生一，一生二，二生三，三生万物"宇宙论体系的生动解读；《灵枢·通天》里的"阴阳和平之人，居处安静，无为惧惧，无为欣欣，婉然从物，或与不争，与时变化，尊则谦谦，谭而不治"（译释：属于阴阳和平的人，居处安静，没有意外的恐惧，也没有过分的喜乐，和顺的服从一切工作，偶尔有便宜，也不计较争取，顺着事物的变化，有尊贵的地位，却很谦让，即使地位低下，也不媚上）正是道家"无欲无求，顺应而安"朴素辩证思想在中医学中的具体写照。

　　《黄帝内经》还汲取儒家思想的精华，将之运用为基本医理。例如，儒家提倡中庸之道，认为"中也者，天下之大本也。和也者，天下之达道也"。"中和"的境界可以使天地各在其位，万物各得其所。这一"中和"理念在中医里被用以阐释阴阳、寒热等病理变化。例如《素问·阴阳应象大论》说："阴胜则阳病，阳胜则阴病。阳胜则热，阴胜则寒。重寒则热，重热则寒。"再如，在儒家文化里，君主被视为天子，天子治国理政，重在获取民心，得民心者得天下，这一民本思想得到《黄帝内经》里也有另类诠释。例如《素问·四气调神大论》指出："天气，清净光明者也，藏德不止，故不下也。天明则日月不明，邪害空窍。"（译释：天气若清净光明，氤氲其德，永远无尽，则长存而不能去；天气若阴霾晦暗，昼不见日，夜不见月，阴阳失序，则天地否隔，邪乘虚窍而入，酿成灾害）可见，"天气"与"天子"于民的重要性同出一辙。

《黄帝内经》思想体系

资料来源：http://gx.people.com.cn/n/2014/1021/c366855-22676817.html。

基于上述种种，可以看到以医映哲、以哲贯医，使之达到医哲结合正是《黄帝内经》的成书特点。所以，2007 年 1 月 29 日，方克立教授在中医哲学专业委员会成立大会上宣称：《黄帝内经》不仅是"中医哲学的原点，也是中国哲学最重要的经典著作之一"。

三 国际影响

从世界医学的发展史看，尽管古希腊和古埃及是现代医学的发源地，为人类探索自身的奥秘做出了巨大贡献，但由于理论与可实践性的局限，逐渐淡出了历史的舞台，失去了生存的空间。

然而，源于中国古老文明的《黄帝内经》经历代医家反复实践，被证明是能真正指导临床的行之有效的基本原则，它的价值一直保持着自身系统宏观的凝聚力，不仅深受国内古今学者的长期重视，也得到国外医学界的高度关注。它"两千年来一直有效地为中医临床各科实践提供了理论指导和意境，对东方医学产生了不可估量的影响"。它"关于血液循环的记载比（英国医生）哈维的血液循环学说要早 2000 多年"。它的"经络理论和针灸疗法，是中医的独创和发明，为世界医学开辟了自然疗法的新途径，为研究人体奥秘提供了重要的线索和依据"（以上参考李云昌等，2007：301—302）。

特别值得一提的是：在德国慕尼黑大学医史研究所所长文树德（Paul Unschuld）的主持下，历经 10 年，《黄帝内经·素问》英译课题得以完成，该英译本已由美国加利福尼亚大学出版社陆续出版。其中，"2003 年出版的首册是《黄帝内经素问——中国古代医学典籍中的自然、知识和意象》（*HUANG DI NEI JING SU WEN —Nature, Knowledge, Imagery in an Ancient Chinese Medical Text*），该册相当于整个译本的概论。书后附有《黄帝内经素问中的五运六气学说》（The Doctrine of Five Periods and Six Qi in the Huang Di Nei Jing Su Wen），这是当代西方学者首次最系统的中医运气学说介绍"（常宇，2003：124）。这一翻译工作参考了相关论文 3000 多篇，涉及中国历代数百种相关著作中有价值的注解和阐释，可以说是迄今西方规模最大的中医典籍翻译工程，它足以证明西方学者对《黄帝内经》的价值有高度的认可。

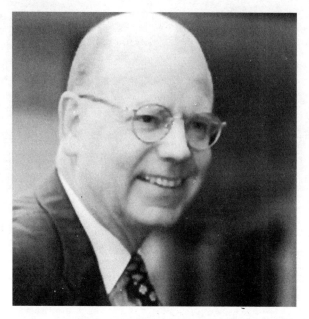

慕尼黑大学医史研究所所长，汉学家、医史学家   文树德

资料来源：http：//www.yao1.cn/top-talk/detail/86.html。

　　文树德是著名的中医历史文献学家，一生致力于中医经典医籍的翻译与推广。20世纪70年代至80年代初，他首次用西文分别撰写了中国本草史、中医伦理学史和中国医学思想史，从多方面、多角度为西方读者揭开了中医药神秘的面纱。在译注《素问》时，文教授反复强调，一定要最大限度地还原与再现书中的自然观、人体观、疾病观和养生思想等精髓，而这种坚持也正是源于对该经典的认同与尊崇。

　　可见，"《黄帝内经》是一部流传千古的经典著作，其对中国医药学的意义恰如《圣经》之对于西方文化一样"（李照国，2006：65）。基于这样的重要性，《黄帝内经》入选国家新闻出版署主持的《大中华文库》，它的英译版也被联合国教科文组织列入《世界记忆名录》。虽然地位得以确立，但因为"深奥的哲学精髓，模糊灵活的学术说理，医籍文字的简约古奥"（赵丽梅，2010：426），《黄帝内经》像一座取之不尽，用之不竭的宝藏，"有许多内容是超时代的智慧结晶，要我们去发掘，去参悟，去诠释，去阐发，去继承"（李云昌等，2007：302）。

第二节 《黄帝内经》的语言魅力

对《黄帝内经》的研究不乏其人，古注今疏成就卓然，但大多是对医理的阐释，对语言的研究则寥寥无几。实际上，"文以载道，医以文传"。《黄帝内经》根源于上古文化，在成书过程中，医理与文化一直貌离神合，互相渗透，互为补充，使记录它们的符号——语言充满无限魅力。所以，《黄帝内经》不仅是中国医学的精品，还是中国语言的精华。以下从三方面予以说明。

一 书名与篇章构成的讲究

《黄帝内经》的书名蕴含着丰富的文化元素。

首先，"黄帝"是传说里中原各族的共同祖先，为了追本溯源，以资尊崇，人们托"黄帝"之名为书冠名。对于不同的英译处理，如，"Huang Di"和"Yellow Emperor"等，正是源于人们对其不同的认知与联想。

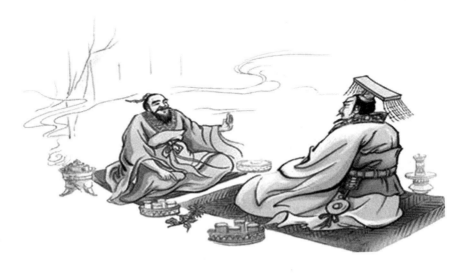

轩辕黄帝

资料来源：http：//baike. haosou. com/doc/5339855. html？from = 186499&redirect = merge。

另外，"素"与"灵枢"具有不同的解释，本身也是多义词。总的来说，对《素问》的书名有两种解释。一种观点认为，"素者，本也；问者，黄帝问于岐伯也"。由于记载了黄帝与上古医学先知岐伯之间的对话，所以被命名为"素问"。另一种观点则认为，太易、太初、太始、太素是古人探讨天地形成的四个阶段。其中，"太素"指"质之始"，即物质的始源，因为《素问》正是"从天地宇宙的宏观出发，运用精气学说和阴阳五行学说，解释和论证天人关系及人的生命规律和疾病发生发展过程"（程士德，2011：4），有陈源问本之义，所以，用"素问"命名，不仅可以"确切规范的医书内涵，更显明表达了医家必须从天人合一的角度探究生命之理的深刻含义"（李磊、尤传香，2011：45—48）。

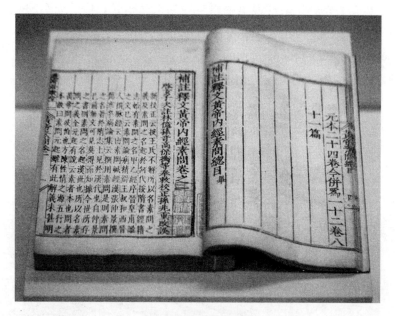

《黄帝内经·素问》

资料来源：http：//www.zgsd.net/p_112606.shtml。

对《灵枢》的释名则更为丰富。张介宾说："神灵之枢要，是谓灵枢。""枢要"有"中心，核心；关键，纲领"之义。马莳说："医无入门，术难精诣……谓之曰灵枢者，正以枢为门户，阖辟所系，而灵乃至圣至元之称，此书之切，何以异是。"这里"枢"指门的转轴，正是由于它的转动，门户才得以开阖。两句都表明："枢"是事物的关键部分，只有"枢"动，"神灵，至圣至元"才可显，种种隐喻使"灵枢"之名得以形成。此外，日本汉学家丹波元胤又发现："《灵枢》之称，意出于羽流者兮！（羽流是羽士，即道士的别称）"或以枢机之玄奥为依据，或与崇信道教有关联。总之，"灵枢"的含义是："通变化之道，函万象之理，有显灵之应，而据至理之津梁，扼大道之纲要，是为灵枢。"（王志谦，1985：80）

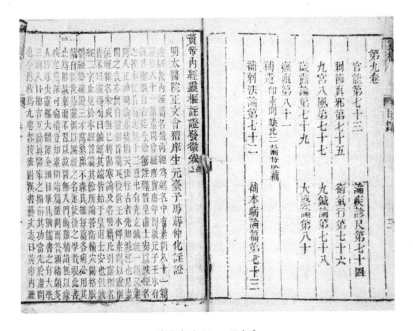

《黄帝内经·灵枢》

资料来源：http：//blog. sina. com. cn/s/blog_ 85fa79430101iwsu. html。

不仅书名有讲究，《黄帝内经》的篇章构成也有着独特的中国文化气息。《汉书·艺文志》说："黄帝内经十八卷。"《素问》和《灵枢》各含有九卷，合起来是八十一卷。这其中的"九"同样是一词多义的典型例证。马游说："大都神圣经典以九为数。"在中国文化里，"九"不仅是数学概念中的一个奇数，它还表示奇数中的极数，"极"的含义是：最大、最多。《素问·离合真砚论》说："黄帝问曰：余闻九针九篇，夫子乃因而九之，九九八十一篇，……"《灵枢·九针论》也说："夫圣人之起，天地之数也。一而九之，故以立九野，九而九之，九九八十一，以起黄钟数焉。"这里反复强调"九"，就是表明：极大而无穷尽，通过"九"的相乘，又凸显在极大无穷的基础上不断衍化，使《素问》和《灵枢》的内涵更磅礴于天地，弥漫于六合，穷万象之变，通自然之理。

以上对书名和篇章构成的溯源可以反映出中华文化的博大精深，而《素问》与《灵枢》的不同释名和内涵还同时呈现出《黄帝内经》与一词多义研究所固有的千丝万缕的联系。

二　语言的巧妙

除了书名的讲究之外，《黄帝内经》还把音域、节律、简约等语言手段运用得炉火纯青，浑然一体，体现出极高的文学造诣。

遣词造句时，《黄帝内经》非常重视韵律的合成，《诗纪匡谬》有评价："《素问》一书，通篇有韵。"例如，《素问·五运行大论》有："黄帝坐明堂，始正天纲，临观八极，考建五常。""堂、纲、常"三个字押相同的韵："ang"；《素问·上古天真论》有："是以志闲而少欲，心安而不惧，形劳而不倦，气从以顺，各从其欲，皆得所愿。""欲、惧、倦、顺、愿"五个字都是"去声"的调。另外，《灵枢·百病始生》则有："喜怒不节则伤脏，风雨则伤上，清湿则伤下。三部之气，所伤异类，愿闻其会。""脏、上、下、气、类、会"六个字也是同调。韵、调的精心调配酝酿出优美的音韵，具有很强的艺术感染力。

《黄帝内经》还追求节律的错落有致，特别是铺排宽阔，舒放无羁的排比句比比皆是。《素问·天元纪大论篇》有证："夫五运阴阳者，天地之道也，万物之纲纪，变化之父母，生杀之本始，神明之府也，可不通乎！"《灵枢·本神》也有证："故智者之养生也，必顺四时而适寒暑，和喜怒而安居处，节阴阳而调刚柔，如是则僻邪不至，长生久视。"这些巧妙的排比透射出缜密透彻的逻辑论述，"是随机而至的颖悟，是妙想妙论的迸发，是事物与生命的多态与多义"（杨新雨，1998：124）。

此外，《黄帝内经》成书于上古时代，"文简意博"是它另一个语言特色。例如，《灵枢》里脉象六纲："缓、急、大、小、滑、涩"，每一字都是中医之精髓与灵魂的高度浓缩，它们体现着文约意丰，辞婉理骋的艺术，是语言简洁之美的形象写照。"古代学习中医往往是耳提面命，口授心传，先生边念边讲，弟子边听边背，出自师口，入之徒耳。"（王国辰，2011：2）可见，《黄帝内经》的语言美与这一中医传授的历史有着莫大的渊源。

三 概念的独特

《黄帝内经》的语言魅力不仅在于巧妙的语言手法，更在于各种独特的概念词语。《古今医统》说："以言传之者，亦下学之事耳，上达者，以神领，以心悟，而后得其妙焉。"《黄帝内经》里充满了大量这样以"神领心悟"的概念，它们"大多言简意赅，极富概括性、抽象性与模糊性，即使在同一个字里也常蕴涵着丰富的中医学内涵"（赵丽梅，2012：852）。

首先，有些概念在客观世界难以显现却反映了对生命的真知灼见。例如，《素问·宝命全形论》说："静意适义，观适之变，是谓冥冥，莫知其形。见其乌乌，见其翟樱，从见其飞，不知其谁。"这是对"经气"概念的描述。"经气"是经脉中的营养物质和经脉的运行功能，它微缈难形，肉眼不可及但又客观存在，医者只能通过形象思维，才可以感受到它时起时落、时聚时散，如飞鸟般往来起伏的运行特点。"经气"是"气"的一种表现形式，在中国传统哲学中，"气""被视为构成宇宙万物的物质基础和根本推动力，是汉民族认知世界的思维工具和基础概念。"（冯英，2011：204）中医学之"气"正是源自哲学之"气"，其思想贯穿于整个中医理论体系和思维模式当中。其实，除了"气"之外，"精，神，阴阳"等也属于这类模糊但意义重大的概念。

其次，有些概念的内涵远超所指。例如，"五脏"——心、肝、脾、肺、肾的所指与肉眼所见到的解剖形态完全不可一概而论。《黄帝内经》的"心"一是指居于胸腔内，肉眼可见的"心脏"，这是"血肉之心"；二是指以心来概括人体精神活动的功能，也就是"神明之心"，其他四脏同理。

此外，有的内涵还随对象的变化发生转移。例如，在《黄帝内经》里，"火"是一种致病因素，与不同对象搭配，生成机制等内涵就会有所改变："胃火"为饮食失调所致，"肺火"为外感所致等。再如，《灵枢》里的"恶色"有"青如草兹，黄如枳实，赤如血不血，白如枯骨，黑如炲"等不同解释。无论是"火"还是"恶色",作为一个概念,它们有共同的内在属性和外在所指,但在具体语境中被用于不同对象时往往表现出异样的个性。由此,很多医理才得以解释。

　　另外,还有些概念具有多层次性。例如,《素问》里的"伤寒"是一个广义的名词,既可指一切外感热病,也可指感受外来寒邪的热病等。

　　以上种种说明,《黄帝内经》具有很高的语言研究价值,这是它作为范本的理据所在,而其中具有多解性的概念则促使本书将研究对象定位为一词多义。

第二章　认知语言学与中医学的哲学基础

"哲学是语言学的摇篮，语言学理论流派的分水岭最终都可以追溯到不同的哲学观和认识论。"（孙影、成晓光，2010：94）

之所以可以用《黄帝内经》里的语言论证认知语言学，正是因为两者具有一定的哲学渊源。从认知语言学的哲学基础到中医的学术体系，能够看到两者几乎一脉相承，相互印证。

第一节　体验哲学

以身体经验为基础研究人的认知和语言，这一学科性质使认知语言学兼具经验主义与理性主义的特点，所以，对于认知语言学的哲学基础，国内外都有不同论述。但作为认知语言学的创始人，Lakoff 和 Johnson 在合著《体验哲学——基于身体的心智及对西方思想的挑战》（*Philosophy in the Flesh—The Embodied Mind and Its Challenge to Western Thought*）（1999）里明确指出：体验哲学（Embodied Philosophy）是认知语言学的哲学基础。根据他们的观点，体验哲学是一种开创性的哲学理论，"基于我们能够在现实环境中成功地行使身体功能的实在论，也是一种认为进化使得身体和大脑不断相适应的进化实在论"（王寅，2010：46）。

什么是体验？Lakoff（1987）在揭示思维和意义之间的关系时，首先指出：人类的思维具有体现力，也就是说，组织概念系统的结构起于我们身体的经历，概念系统核心直接根植于知觉、体动和物理性、社会性的经历。实际上，即使那些非直接感受而是通过更高级思维想象出的概念也具有间接感知性。对于这种经历和感知，Lakoff 和 Johnson 还补充道："并非社会个体的偶发性和个别、具体的感觉和经验，而是社会

活动过程当中累积起来的普遍性的群体经验的积累，是人类感知与客观世界互动的结果。"（陈忠，2007：31）

其他学者也有很多相关论述。例如，Fauconnier 和 Turner（2002）从想象力的角度来理解体验，他们认为人的想象力巨大无比，"心智的运作正是依赖于想象力，这也是科学思维的基础，其核心是概念融合，通过空间的输入，进行匹配、融合，就可能创造出新义"（何自然，2006：45—46）。Langacker（1991）对体验的理解则更加深入，他把意义、感知与体验更为有机地结合起来，首先肯定了认知运行的自主性（Cognitive functioniong is largely autonomous）。然后，他又指出，这种自主的认知以人的生理构造为基础，人用身体感官感知世界万物，理解其间各种关系，从而在人脑中积累经验（mental experience），这种经验就是一种体验，它是客观世界在大脑中的重现，是从人的真实经历中得来的，由此形成我们的概念世界（conceptual world），这一概念世界与真实世界不同，它为语义结构提供了环境。同时，Langacker（2000：2003）还强调：感知与概念之间具有普遍的平行对应关系（extensive parallelism）。换言之，概念和意义是一种基于身体经验的心理现象，是

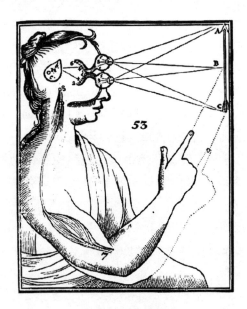

体验哲学的构想

资料来源：http：//news. hexun. com/2013－09－16/158070355. html。

人类通过自己的身体和大脑与客观世界互动的结果，它们通过体验而固定下来。

种种对于体验的理解不难看出体验哲学的基本理念正是："人必须用身体去观看和大脑去思考的方式来构建心理图像，用视觉系统来形成概念。所以，再次表明，正是人的身体与大脑参与了语义的形成。"（Lakoff，2005：4）这些思想为认知语言学指明了方向：语言的意义不限于语言系统内部，而是植根于人类与世界互动过程中形成的经验，对于语言结构的根本原因，必须到形式以外去寻找解释，认知语言学由此成为"认知取向，解释取向，语义取向，共性取向，这是语言研究史上的重大发展，有利于揭示语言的本质与奥秘"（赵艳芳，2011：13）。

第二节　中医学术体系的形成

《黄帝内经》学术体系的形成以人们对医疗实践的观察与验证为基础，是体验哲学在医学中的生动见证。体验哲学认为，人类思维具有体验性和互动性，客观世界通过认得感知体验进入思维和心智，从而被人所认识，概念的形成是人与客观世界互动的结果。这一核心观点在《黄帝内经》里一一得到最为生动的解释。

首先，古人对人体解剖的直接体验促成了《黄帝内经》对生命活动的基本认识。例如，《黄帝内经》里对人体脏腑大小、坚脆等组织形态结构的详细描述正是源于古人对尸体的观察，是人与客观世界的互动体验使知识得以积累。

其次，《黄帝内经》理论体系的形成是医疗实践反复验证的结晶。例如，古人观察到反常的气候变化使人体感受风寒，出现鼻塞、咳嗽等病理反应，而通过发汗等临床法可以消除这类反应，于是做出推理：肺脏与皮毛、鼻有内在生理联系。这一推理经历了认识、实践、再认识、再实践的反复验证，正是理论源于实践的形象体现，与体验哲学的论说不谋而合。

再次，对人体生命现象的长期观察是《黄帝内经》的理论源泉。两千多年前，古人不可能运用现代医学仪器而只能依靠外在现象来推论生命的活动规律。例如，始见于《素问·六节藏象论》里的"藏象"一词体现了人体生命本质与现象的统一，其中，"藏"指藏于胸腹腔的内在器官，"象"即现象，指人的感官所直接感知到的事物外部征象。"藏象学说"是"基于内在形质而通过观察外部征象来研究人体活动规律的学说，它把自然界的气候变化与人体生命活动统一起来，把人的精神情志活动与人体脏腑功能活动结合起来，反映出人体内外环境的统一整体观"（程士德，2011：17），这一整体观也是体验哲学核心思想的一部分。对两者进行简要对比，中医学与体验哲学的相通与相似得以彰显。

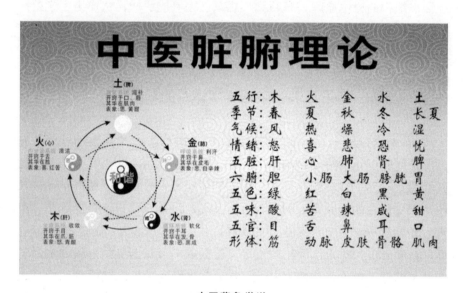

中医藏象学说

资料来源：http://www.360doc.com/content/14/0528/15/5873525_381747718.shtml。

中医整体观主要反映为：人体本身统一性、完整性及其与自然界的相互关系。具体而言，中医认为人体是一个有机整体，构成人体的各个组成部分之间在结构上不可分割；人体与自然界也密不可分，自然界的变化随时影响着人体，人类在能动地适应自然和改造自然的过程中维持着正常的生命活动。这种机体自身整体性和内外环境统一性的思想正是体验哲学之显著特征——格式塔心理学在中医学领域内的具体阐释。"格式塔"是对德文"Gestalt"的音译，表示统一的、具有意义的整体。格式塔心理学主张研究直接经验（即意识）和行为，强调经验和行为的整体性，认为整体不等于并且大于部分之和，主张以整体的动力结构观来研究心理现象。这样的巧合正是中医学可作为体验哲学研究对象的另一强大证据。

通过以上种种可以看出，中医的各种概念和经验正是基于古人对客观世界和抽象事物的认识与理解。古人通过自己的感官和大脑与周围环境的互动，使大量中医医理得以形成，这正是体验哲学的核心所指。

总之，作为中医学的集大成者，《黄帝内经》见证了体验哲学的主导思想：经验的获取离不开人的身体，正是身体构造和生理机能决定了人的认知。通过认知加工、改造和处理过的经验使中医的范畴、概念、推理和语言等得以形成，进而促成了中医理论体系的建立。所以，体验哲学成为连接《黄帝内经》与认知语言学的桥梁。

第三章　用什么体验

"体验哲学既强调客观实际对认识的第一性，认为必须依据客观规律认识世界，又重视主观意识，主张认识活动不仅可以能动地反映客观现实，还对客观现实有反作用"（何自然，2006：44）。基于这样的认识，Lakoff 和 Johnson 在《体验哲学》中将体验哲学概括成三条基本原则：心智的体验性、认知的无意识性和思维的隐喻性。

根据这三个原则，王寅指出：体验哲学的探讨可以围绕三个问题展开，即：用什么体验？首先体验什么？主要如何体验？（2004：37）

这里将三原则与三问题有机结合，通过中医实例对体验哲学做出具体阐释。首先，探讨"用什么体验"的问题。

第一节　心智的体验性

一　认知语言学的解释

在《体验哲学》里，Johnson 和 Lakoff 指出："概念通过身体、大脑和对世界的体验而形成，并只有通过它们才能被理解。"具体地说，体验特别表现为身体感知和肌肉运动加上大脑的功能使人获得经验，从而促使概念形成，人类依靠这样的认知方式和概念结构接近现实，逐渐形成心智。所以，Johnson 和 Lakoff 在 Why Cognitive Linguistics Requires Embodied Realism（2002：248）一文里再次声明："从最深层的意义上来说，心智是体验的……这是体验哲学的核心。（Mind is embodied... This is the substance of an embodied realism.）"心智是人们对已知事物的沉淀和储存，心智的基础在于概念的形成，所以心智体验性的理解首先在于明确概念形成的过程。可见概念并非外部现实客观镜像的直接反映，而是基于感官对外界的认识和思维，这一观点促成心智体验性的基本思想："研究人类语言和思维不应靠形式和逻辑手段，而应该考虑人的身体基础。理性不是非体验性的，而是来源于我们的大脑、身体和身体经验，来源于我们的大脑神经结构、身体除大脑外的其他部分以及我们日常生活的细节。"（苏晓军，2009：143）

二 荀子的"心有征知"

心智体验性的思想与战国时期荀子的观点不谋而合。在《正名》里，荀子把这一条体验哲学的原则阐释得入木三分：

> "然则何缘而以同异？曰：缘天官。凡同类同情者，其天官之意物也同，故比方之疑似而通，是所以共其约名以相期也。形体、色、理、以目异；声音、清浊、调竽、奇声，以耳异；甘、苦、咸、淡、辛、酸、奇味，以口异；香、臭、芬、郁、腥、臊、漏、奇臭，以鼻异；疾、养、热、滑、轻、重，以形体异；说、故、喜、怒、哀、乐、爱、恶、欲，以心异。心有征知。征知，则缘耳而知声可也，缘目而知形可也，然而征知必将待天官之当簿其类然后可也。五官簿之而不知，心征之而不说，则人莫不然谓之不知。此所缘而以同异也。"

——荀子《正名》

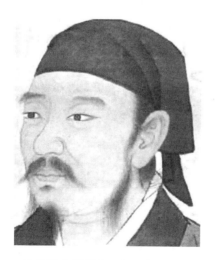

先秦著名哲学家、思想家 荀子

资料来源：http://www.nationaltour.com.cn/minzu/hanzu/lsmr.html。

这段文字首先对人"五官"的功能进行了详细描述，之后，荀子总结说："心有征知。征知，则缘耳而知声可也，缘目而知形可也。然而征知必将待天官之当薄其类，然后可也。""天官当薄其类"指：人天生具备的感觉器官接触各类事物，获得感性认识；"心有征知"指："心"（古人认为"心"为思维器官）能对感官获得的认识加以有辨别与验证。心的思维能力始于感官对事物的接触，如用耳朵听声音，用眼睛看形状等，而感官因为分工不同，仅凭一官的功能，如或闻或见，容易造成认识的片面性，只有通过"心"的思维活动，感性认识才能得到真伪识辨和概括整理。对此，荀子又说："心不使焉，则白黑在前而目不见，雷鼓在侧而耳不闻。"荀子的论述直观表达了感官与认知之间的紧密联系。人用感官感知外部世界的种种现象，获得一种切身的体验，在此基础上，逐步形成思维和理性，再用思维验证感官的认知，感官与思维共同协作使心智得以生成，由此建立了一系列的认知结构或模型，加上人无限的创造力与想象力，丰富的概念与语言表达自然形成，这正是"心智体验性"的先声。心智体验性作为体验哲学的第一条基本原则，从最深层的意义上表明：心智、意义与思维都基于人的体验，这也正是体验哲学的核心。

无论是西方的体验哲学，还是中国的"征知"认识观都在表明：身体经验是心智的根源，这是体验哲学的第一原则。它以"身体"回答了"用什么体验？"的问题，这是一种朴素的唯物论。

三 中医学的"体验"观

中医学是独特的医学体系，它起源于汉民族与疾病斗争的漫长过程，其体现的思维方式和认知模式不可避免地带有汉民族的共同特点。"中医认识人体的结构功能、生理病理变化，多从宏观着眼，所以，很多概念的形成，资料的获取和诊断的依据等多从主观感觉而来。"（张大钊，2000：37—38）可见，中医学是一种"透视生命的科学"，它揭示出人类与自然、社会息息相关的各种规律。换言之，正是外界对感觉器官的作用，或者说，身体对外界的感受与觉察使大量中医经验得以累积。可见，"用身体体验"是中医形成的基础，很多中医现象能对"心智体验性"做出生动例证，其中，从宏观的中医起源，到从属于中医的针灸、推拿和"四诊合参"尤为凸显。下面将逐一进行详细论述。

第二节　中医溯源

　　认知科学里的进化认识观认为："人类推理是一种动物推理，与我们的身体和大脑的特殊结构紧密相关；人的身体、大脑以及与环境的相互作用提供了日常思辨的无意识基础，即关于'真'的意识。"（刘正光，2006：76）中医起源正是基于这样的进化认知观，它是一个相当漫长的发生和发展的过程，可以追溯到原始社会。

　　远古，自然界的各种变化给人类创造了生存条件，也使疾病伴随左右。这个时期的人类对于疾病只能做出最低级反应，例如，通过冷水缓解发热，用舌舔舐伤口，寻食某些植物减轻病痛等。这些方式源于动物的自救本能，是一种无意识行为，但也正是在这种无意识的基础上，人类积累了大量经验，靠这些经验治疗疾病，使救护本能逐渐成为一种有意识、有指向的行为，也就是原始医学。"中国古典文献有'伏羲制九针'、'神农尝百草，一日而遇七十毒'等记载，就是上古时期中华民族的祖先在生活和生产实践中努力探索医药知识的真实写照。"（吴昌国，2004：绪论）

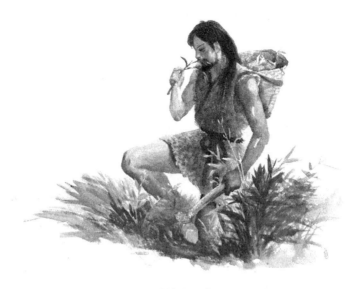

神农尝百草

资料来源：http://www.dili360.com/cng/article/p5350c3d6abae831.htm。

用身体体验不仅造就了原始医学，还促发了巫术文化。远古时代，由于认知能力的低下，人无法对很多现象做出解释，主观臆想与猜测成为主要的思维方式。在这种思维的驱动下，人们"对待伤残病员主要采取遗弃、逐出、处死、活埋等方式处理"（程士德，2011：16）。久而久之，人发现这种"远而避之"的态度不能阻止灾难或疾病的发生，于是产生了崇拜自然的意识，幻想自然现象背后有神灵的支配，"万物有灵"的观念被无意识形成。这一观念使人不再遗弃病人，而是通过祈祷、祭祀等方式为病人祈求庇护，在此过程中，巫术得以降生。由于能用精神心理疗法和一定的药物进行治疗，巫医之术在一段时间内盛行。对于"巫"的概念，《灵枢·贼风》早有文字记载："先巫者，因知百病之胜……"

随着人类认知能力的不断提高，经验积累也日益丰富，在原始医学和巫医之术的基础上，中医经历了春秋战国至秦汉的奠基与成形期、中世纪的稳定发展期与明清之后的综合与集大成时期，逐步成为一门理性医学。

第三节　针、推起源

中医发现，"针灸和推拿的手法都来自经验，是通过它们作用在人体某些部位和对某些具体的内部病痛的效果观察而得来的"（李磊，2006：194）。可见，进化认知观同样适用于针、推起源的解释。

新石器时代，古人身居阴暗潮湿的山洞并常与野兽发生搏斗，风湿和创伤时有发生。在偶然中，他们发现用石头、荆棘等尖硬物体碰撞身体表面的某个部位可以减轻痛楚，于是，开始有意识地借用外物来揉、按、捶、击、叩或刺破身体放血排脓以达到治疗的目的，这就是针刺的萌芽。针刺最早的工具是砭石，这是一种经过磨制，适于刺入身体的原始工具，是后世刀针工具的前身。后来，随着砭石不断进化，一系列相关术语得以产生：石针→骨针→青铜针→铁针→金/银针→不锈钢针，它们是人类认知持续发展的语言例证。除了针刺，人类还无意间发现用火烧灼、烘烤身体某部位可以缓解甚至解除某些病痛。在这一认知的基础上，人类学会用兽皮或树皮包裹烧热的石块、沙土进行局部热熨，继而又学会点燃树枝或干草进行烘烤疗病。在对各种植物的长期对比中，人类发现艾叶具有芳香、易燃和易加工储藏等特点，非常适用，于是，艾叶成为最主要的灸治原料。至此，灸法和针刺一样，成为防病治病的重要方法。关于"砭，石，针，灸，艾"等的概念，《黄帝内经》早有文字记载。例如，《灵枢·九针十二原》说："无用砭石，欲以微针通其经脉"；《灵枢·经水》说："其治以针艾，各调其经气"；《素问·示从容论》说："刺灸砭石汤液，或已或不已"；《素问·病能论》说："或石治之，或针灸治之，而皆已"；等等。

与针灸起源同出一辙，推拿是古人在本能或无意识地对疼痛区域进行抚摸的基础上发展而成的独特疗法。也就是说，原始社会人类出于本能抚摸的手法就是早期推拿的雏形。推拿的性质是"以人疗人"，要求医者以自己的双手作用于病患体表，通过多种手法进行治疗，这实际上是身体和身体之间的一种相互感知与体察。"推拿"在《黄帝内经》里有"乔摩，按蹻，按摩"等别名，例如，《灵枢·病传》说："有导引行气，乔摩、灸、熨、刺、炳、饮药（古中医七种基本疗法）"；《素问·金匮真言论》说："冬不按蹻"。"按摩"之名用得更为广泛，例

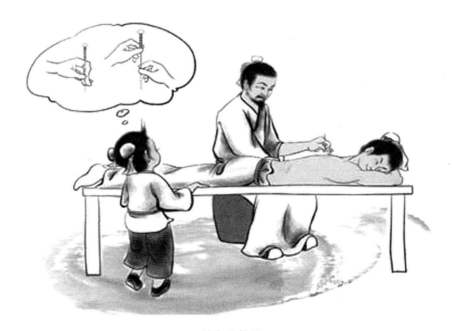

针灸的起源

资料来源：http://blog.sina.com.cn/s/blog_534e043e0100bzd8.html。

如，《灵枢·九针论》说，"治之以按摩谬药"；《素问·调经论》说，"按摩勿释"。在医者与患者身体的相互体验中，人们对推拿的认知逐渐系统化，反映到语言里，就是"推、拿、按、摩、揉、捏、点、拍"等一般动词的专门术语化以及"疏通经络、推行气血、扶伤止痛"等特殊合成词的被创造。

第四节 四诊合参

基于"有诸内者，必形诸外"的辩证法则，中医认为，可以通过目、鼻、口、耳、身（手）这些感觉器官对疾病反映出来的各种迹象进行诊察，这就是"望闻问切"四诊的内涵。作为传统中医诊断法，望，指观气色；闻，指听声息；问，指询问症状；切；指摸脉象。它们的意义在《灵枢·邪气脏腑病形》里早有体现："见其色，知其病，命曰明；按其脉，知其病，命曰神；问其病，知其处，命曰工。""四诊"最突出之处在于它的直观性与朴素性：医者不依赖医疗器械而是在自己感官所及的范围内，通过身体的直接接触获取患者的病情资料。其中，切诊，尤其要求医者用手指或手掌的触觉，对患者的脉和全身进行触、摸、按、压等，从而获得对病情的认知。这一认知需要大量体验的反复和积累，它是一种把动作和意象联系起来并储存于脑的感觉结果，生动展现了体验对于认知的贡献。在对病情的诊察中，医者应根据患者的病因、病位和体质等具体情况做到"四诊合参"，即望、闻、问、切并重，通过充分了解患者以取长补短，避免片面造成的误诊。

Lakoff 和 Johnson 说："概念通过体验性特别是感知和运动能力而获得意义。"（1999：497）"四诊"和"四诊合参"正是源于医者五官和五官的互动而形成的概念，它们的意义在《黄帝内经》里有具体反映。《素问·五脏生成篇》说："夫脉之小大，滑涩浮沉，可以指别。五脏之象，可以类推。五脏相音，可以意识。五色微诊，可以目察。能合脉色，可以万全。"《素问·阴阳应象大论》也说："善诊者，察色按脉，先别阴阳，审清浊，而知部分；视喘息，听音声，而知所苦；观权衡规矩，而知病所主；按尺寸，观浮沉滑涩，而知病所生。以治无过，以诊则不失矣。"这两段文字正是对"四诊"概念的具体描述，更是对"四诊合参"重要性的反复强调。

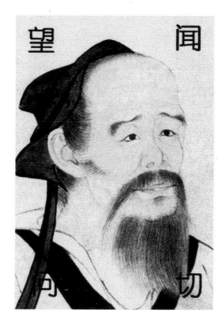

中医擅用"四诊"

资料来源：http：//tupian. baike. com/a2＿54＿68＿143000008682591280736828835405＿ jpg. html。

　　综上所述，从本能自救到巫医同源再到理性医学，我们可以看到：中医的发展经历了一个从无意识到有意识，从无知到有知，从非理性到理性的漫长过程。在这一过程中，人用身体对外界进行感触，不断获得对世界的认知，从而形成经验，经验日积月累，医学得以生成。从针推起源可以看到：砭、石、针、灸、艾，乔摩、按蹻、按摩等是与自然物质、人体感觉运动紧密相关的概念，它们反映了自然与人体、人体与心智之间的内在关系。所以，这些"概念是体验的概念"（刘正光，2006：76）。从"四诊"和"四诊合参"可以看到：靠体验获取的认知可能不及现代医学使用医疗设备获取的认知客观、准确与系统，但它却是中医辨证施治的重要依据，是中医学理论精髓的体现，历经数千年实践后仍然被普遍使用。总之，无论中医、针推，"四诊"或关于它们的文字记载，都以鲜活的事实证明：人的认知基于身体经验的累积，正是有了身体的接触，才有心智的产生，而这一认知也正是很多相关语言的现实源泉。

第四章　首先体验什么

"首先体验什么?"是关于体验内容的探讨,探讨的内容在于"人与空间"。

第一节　对人和空间的体验

人与其他动物的根本区别在于人有更为特殊的身体构造和发达的大脑,它们使人能以独特的方式感知客观世界,从而形成高级理性思维。在《体验哲学》中,Lakoff 和 Johnson 明确指出:我们的祖先是从认识空间和自己开始认识世界的,因此方位空间和身体部位是我们形成抽象概念的两个主要基础,祖先的思维具有"体认"特征,常把人的身体和经验作为衡量周围世界的标准(何自然,2006:45)。

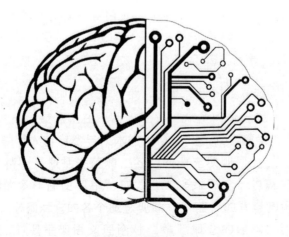

大脑的"认知"功能

资料来源: http://baike.haosou.com/doc/1915537 - 2026666. html。

对于空间的认识，美国心理学家米勒（George Miller）和英国认知心理学家莱尔德（Johnson Laird）（1976：395）也指出："人"将自我置于宇宙中心，以此为参照，形成视角，确定上下、前后、左右、高低、近远、中心与边缘等概念。正是以自我为中心，"人才可能形成'由自我到非自我，由近及远，由实体到非实体，由具体到抽象，由简单到复杂'的认知规律"（冯英，2011：58）。这一规律凸显了人对自我与时空的感知，而这种感知促成了后期语言的建构。可见，在体验过程中，正是"身体和空间首当其冲，它们是我们形成若干其他概念（包括抽象概念）的主要基础，是人类原始思维的出发点"（王寅，2005：38）。所以，"人与空间"正是"首先体验什么？"的回答。

基于"人是万物尺度"的思想，体验哲学认为人的思维具有"体认"特征，即生命自身的直接经验。具体地说，就是人对自身身体构造和自然现象之联系的一种认识过程。很多人体词语在自然域中的映射，如山腰、海角、树心等隐喻，正是这一过程在语言中的体现。

"体认"观还体现于对空间（位置/关系等）的理解。对于空间的意义，Bühle 有关于地点位置对人类概念形成具有基础性作用的阐述；Gruber 则有空间位置和运动概念对于其他语义域之解释功用的论述；Jackendoff 也提出概念结构中的所有事件和状态主要根据空间概念化组织这一"主题关系假设"理论（Thematic Relations Hypothesis）。总之，"Lyons，Gruber，Johnson 和 Langacker 等语言学家从不同角度发现了身体、大脑与环境的互动提供了日常推理的认知基础，大部分推理的最基本形式依赖于空间关系概念"（马春雨，2004：36）。根据种种论述可以看到，在对自身的体验之中，人逐渐学会对位置、方向等进行定位并产生各种空间概念，它们是人建构和理解其他概念的基础。

总之，用身体来理解和表达其他事物的"体认"观使体验始于对"人和空间"的认知。中医的"天人相应"观和中医发展的地域性差异可以生动例证这一观点。

第二节　中医的"天人相应"

中医学把人的五脏六腑、四肢百骸和精神情感等视为整体，着重探讨机体生、长、壮、老、死的基本规律，这实质上是一种"以人为本"
的研究。

什么是"人"？关于生命起源的研究一直争论不休，但根据进化学
说的观点，生命源于甲烷、氨气、水蒸气等无机物。所以，"气"是宇
宙万物包括人体的基本构成。对此，《素问·宝命全形论》说："夫人
生于地，悬命于天，天地合气，命之曰人。"《素问·宝命全形论》也
说："天覆地载，万物悉备，末贵于人，人以天地之气生，四时之法
成。""气"是充塞于整个宇宙、运动不息的精微物质，有天气与地气
之别，正是两气相合，"人"得以产生。可见，"人"实际上是一团气，
这是对生命起源也是对"人"最基本的认知。

人既然孕育于天地自然，天生就要用身体与自然发生各种接触。换
言之，人与自然环境之间具有"互动"关系，这是一种主客体之间的
互相作用，这是体验产生的方式，也是形成中医"天人相应"观的根
源。"天人相应"是《黄帝内经》最重要的学术思想之一，具体表现为
"天人相应"，指"天（自然界）"与人应相互感应，互为映照。它
"是系统整体观的集中体现，其显著特征是不仅说明个体以外的整个自
然界与人体生命活动之间的一般联系，而且还在对'天'与'人'进
行分析的基础上，描述了其部分之间的对应关系，把人身视为一'小天
地'。依据这种观点，人们可从自然界的某些物质运动规律中领悟人体
生命活动的规律"（楼毅云，2008：958）。

"天人相应"的观点在《灵枢·邪客》中有淋漓尽致的描述：

> 天有日月，人有两目；地有九州，人有九窍；天有风雨，人有
> 喜怒；天有雷电，人有声音；天有四时，人有四肢；天有五音，人
> 有五脏；天有六律，人有六腑；天有冬夏，人有寒热；天有十日，
> 人有手十指；辰有十二，人有足十指，茎垂以应之，女子不足二
> 节，以抱人形；天有阴阳，人有夫妻；岁有三百六十五日，人有三
> 百六十五节；地有高山，人有肩膝；地有深谷，人有腋腘；地有十
> 二经水，人有十二经脉；地有泉脉，人有卫气；地有草蓂，人有毫
> 毛；天有昼夜，人有卧起；天有列星，人有牙齿；地有小山，人有
> 小节；地有山石，人有高骨；地有林木，人有募筋；地有聚邑，人
> 有䐃肉；岁有十二月，人有十二节；地有四时不生草，人有无子。

此人与天地相应者也。

这段文字以人对自然环境与自身最直观与最朴素的体验为基础，体现了认知语言学"现实—认知—语言"这一基本原则。具体地说，人对天地和人体之间固有现实，如"日月、风雨、四时、昼夜"，"高山、深谷、经水、林木"与"两目、九窍、四肢、五脏"等进行观察，有了体验，产生认知，在此基础上，形成天、地与人之间相互对应的生动解说。换言之，作为认知主体，人用自己的身体（包括各种感觉器官）沿着由近到远、由具体到抽象、由身体和空间到其他语义域的道路进行全方位体验。基于这样的路径，人的认知逐渐得以形成和发展：人有头圆体方，天有圆地有方；人有两目，天有日月；人有生死，天有四季；人有经络，地有江河；等等。这些认知是人对自身与自然环境最直观与最朴素的体验。

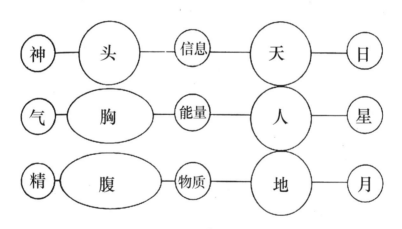

天人对应示意图

资料来源：http://blog.sina.com.cn/s/blog_7ecdcdeb0100vmzz.html。

"天人相应"的认知视角生动例证了：人类最基本的经历就是对自己身体和周围空间的理解，两者之间的互动成为认知的基础，而作为认知的载体——语言则成为感知与实践的结果。总之，正是源于人们对客观外界的体验与认知，人类创造的语言才能对客观存在进行摹描与表象，这就是认知语言学的思想精华之所在。用何自然的话说就是："人通过身体感知逐步理解了现实空间，形成了一个空间意象图式结构，与此同时也获得了一个内在的空间逻辑，再通过人类的理性思维和想象力，便发展出若干新的概念意义和语言表达。"（2006：78）

第三节　中医发展的地域性差异

在对自我认知的基础上，体验过渡到空间。体验的空间不同则体验不同，而不同体验又会产生不同认知，从而形成不同知识，这一点被中医发展的地域性差异体现得淋漓尽致。

《素问·异法方宜论》有记载："东方之域，天地之所始生也，鱼盐之地，海滨傍水……西方者，金玉之域，沙石之所，天地之所收引也……北方者，天地所闭藏之域也，其地高陵居，风寒冰冽……南方者，天地所长养，阳之所盛也，其地下，水土弱，雾露之所聚也……中央者，其地平以湿，天地所以生万物也众。"

东、南、西、北、中所处时空的不同造成人们饮食、着装、劳作习惯等的差异，这些差异使人体体质呈多样化发展，不同体质诱发不同类型的疾病，也就使中医诊治呈现出典型地域性特点。所以，《素问·异法方宜论》总结："故砭石者，亦从东方来……故毒药者，亦从西方来……故灸焫者，亦从北方来……故导引按蹻者，亦从中央出也。"这段文字犹如化石，记录着地域差异对人认知形成的显著影响。这里以西方"治以毒药（汤药）"为主进行例说。"西方"泛指中原的西面，主要是甘肃、宁夏、新疆一带地区，那里风沙多，水质硬，土壤碱性重，当地居民依山而住，裹毛毡、睡草席，常吃骨肉脂肪类食物，因而皮下脂肪厚，风、湿等外邪不易侵害他们的身体，即使发病，常因自身脾、胃、肠等内伤所致，所以一般予以口服药治疗，正所谓："西方者……其民陵居而多风，水土刚强，其民不衣而褐荐，其民华食而脂肥。故邪不能伤其形体，其病生于内，其治宜毒药。"这一实例证明："无论在哪个民族，哪种地域环境中，只要有经验产生的条件，就会获得实践的反映，而形成相同或近似的经验。"（何裕民，2004：17）由此可见，空间对人的认知域的确产生了巨大影响。

Lakoff 和 Johnson（1999：18）说："身体和大脑不仅决定着人类范畴化进程，也决定着将形成怎样的范畴和结构。"与其他动物不同，人类有最为发达的大脑和特殊的生理结构，这种特殊性使人能以独特的方式体验并感知客观世界，并在此基础上积累大量经验，将其作为衡量周围世界的标准，从而形成抽象思维和复杂推理的能力，这种能力是每一领域知识形成的基础。所以可以说，中医的"天人相应"和地域性差异的实例生动阐释了体验的首要对象是"人与空间"，只有在对自身与所处环境的真实体验中，才可能产生更广更多的其他认知。

第五章 主要如何体验

"主要如何体验?"是关于体验方法或途径的问题,对它的回答也就是对"体验哲学"这两条基本原则的阐释:认知的无意识性与思维的隐喻性。

第一节 认知的无意识性

认知是一个广义概念,它是人类智能的各种活动。Lakoff 和 Johnson (1999:13)指出:"认知大多在无意识下进行。"(The thought is mostly unconscious.)

对于"认知的无意识性",很多语言学家都进行了生动的类比。

Lamb (1998)用"戴眼镜"进行解释。他指出:人们戴上眼镜是为了看清事物,此时并不知道眼镜如何发挥其功能,甚至也看不见眼镜本身。这就是说,我们不知道正在被使用中的眼镜是如何动作的。我们可以将眼镜从眼睛上摘下来对其专门加以"客观"研究,但此时没了眼镜又看不清事物了。这一类比说明"正在运作中的心智是不能被意识到的"(何自然,2006:47)。

Fauconnier 和 Turner (2002:33)则用"旡形的手"做比喻,指出:人的思维具有无意识性,它像一只"看不见的手",指挥着人对各种经验进行概念化。

最为形象生动的还属 Lakoff 和 Johnson 关于"冰山之角"的比喻,他们指出:有意识的思维只是冰山之巅,95%的思维在表层意识之下进行,并塑造与结构着我们所有的思维(1999:12)。

将各种比喻进行总结梳理,可以得到这样的解释:认知的无意识性是指对我们心智中的所思所想没有直接的知觉,我们即使理解一个简单的话语也需要涉及许多认知运作程序和神经加工过程，其间的分析如此复杂，令人难以置信；动作如此之快，即使集中注意力也不能被觉察到，而且我们也不需要花什么努力就能进行这种自动化的动作。视觉、听觉、嗅觉、感觉等神经加工过程是不可能被意识到的，大部分推理也不能被意识到（何自然，2006：47）。

具体分析，认知的无意识性主要有三层含义：第一，心智、意义、推理、概念系统等认知活动在不知不觉中自动运行且速度快到难以聚焦，使人不能察觉。第二，这些认知活动运行极其复杂，"即使理解一个简单的话语也需要涉及许多认知运作程序和神经加工过程"（王寅，2002：84）。第三，认知思维无法被感知，一旦用意识去捕捉，新的思维随即产生。

总之，没有无意识思维就没有意识思维。认知正是基于无意识思维的运作，"认知具有无意识性"这一观点扩展和丰富了人们对意识本质的理解，对于客观认识人类思维和语言本质具有重要的指导意义。

第二节　中医的"神悟"

"认知无意识内容丰富，结构复杂，不但包括我们自主的认知活动，而且包括所有的隐性知识。我们所有的知识与信念都由主要存在于认知无意识的概念系统构架。无意识概念系统就像无形的大手决定我们怎样将经验的方方面面概念化。"（刘正光，2003：76）围绕"自主的认知活动"和"隐性知识"两个方面，这里通过中医的"神悟"和"精气神"来探讨认知的无意识性。

中医博大精深，它的内容不像西医那么系统、稳定，更像是一种灵活的原则和一根关于模糊生命活动规律的粗线条，要想领悟中医的精髓，必须在理论和实践中不断琢磨。《后汉书》说："医之为言意也。"这里的"意"即中医的"神悟"，是一种不寻常的理解力。"当中医师将亲身的感受和体验融入积淀的中医知识之中，使各种模糊信息在人脑内处于活跃状态，原来的各层次的多形态的信息重新组合，产生新的结果，亦即'悟'的过程。"（马勇，1993：2）从这一解释可以看到，中医的"悟"实质上是基于深厚学识和丰富经验之上的一种无意识认知，《黄帝内经》把它称之为"神"。《素问·八正神明论》说："请言神，神乎神，耳不闻，目明，心开而志先，慧然独悟，口弗能言，俱视独见，适若昏，昭然独明，若风吹云，故曰神。"这段文字虽是描述高明医者所能达到的一种境界，但也是"神（悟）"过程的高度凝练。首先，"耳不闻，目明，心开而志先"，耳朵不听杂音，眼睛不看异物，心的功能开始运行，思维和推理等随之产生；然后，"慧然独悟"，在思考中，获得智慧，在智慧中得以开悟，得以突破；最后，"适若昏，昭然独明，若风吹云"，刚才还显模糊的东西，突然昭然若揭，好像风吹云散，变得清清楚楚，明明白白。总之，"悟"是对世界与人体奥秘的一种洞悉与彻悟，是精神境界的一种升华，可以理解为领悟、醒悟、感悟、觉悟、开悟，等等。

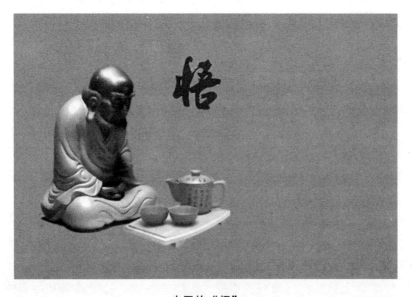

中医的"悟"

资料来源：http://blog.sina.com.cn/0zheng0jing0jue0。

　　从"心开志先"到"慧然独悟"再到"昭然独明"的过程也可以被视为"内心的想象"，这是人在头脑里对已储存的表象进行加工改造形成新形象的心理过程，是一种能突破时间和空间束缚的特殊的思维形式。对于想象的力量，Johnson 在著作 *The Body in the Mind*（《心中之身》）中说："离开想象，世界上的一切将毫无意义；离开想象，我们不能理解经验；离开想象，我们无法推断关于世界的知识。"（1987：Preface）这种"想象"是中医的"神悟"，也是体验哲学的"无意识认知"，它们都是人自主的认知活动，以大量有意识认知为基础，难以被人察觉，难以用语言描述。

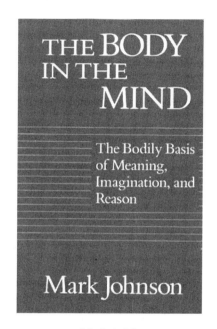

《心中之身》

资料来源：http://img4.douban.com/lpic/s3329536.jpg。

第三节　中医的"精气神"

常言说："天有三宝，日、月、星；地有三宝，水、火、风；人有三宝，神、气、精。"日、月、星与水、火、风是人们用感官可以直接感受到的物体。与此相比，"精"指人生命的起源，"气"指维持生命的动力，"神"指生命活动的体现，它们的存在不能被人体感官触及，任何精密仪器也无法对其做出观测，同时，当人体与外界或人体内各部分之间发生互动时，精、气、神随之相互转化，这种转化人脑无法感知，不能用公式、符号等推导或显示。可见，精、气、神的产生、存在与转换都是无影无形的，它们属于典型的隐性知识，是认知无意识内容的一部分。

　　《黄帝内经》充满了关于"精气神"以及它们之间错综复杂关系的论述。例如，《灵枢·本脏》说："人之血气精神者，所以养生而周于性命者也。"（译释：人体的血气精神，是养生而合于生命的物质）《灵枢·本神》说："是故五脏，主藏精者也，不可伤，伤则失守而阴虚，阴虚则无气，无气则死矣。"（译释：五脏是主藏精气的，所藏的精气，不可被损伤，伤了，就会使精气失其所守，形成了阴虚，阴虚就一定缺少气化活动作用，那就距离死亡不远了）《素问·上古天真论》说："积精全神。"（译释：聚精会神）《素问·移精变气论》说："得神者昌，失神者亡。"（译释：得神，病就会治好；失神，病就治不好）郭霭春根据上下文，对此做出补充：病人面色光华，脉息和平，这叫得神；面色无华，脉逆四时，这叫失神（2010：78）。这种种关于"精、气、神"的论述没有任何铺垫与修饰，这是因为古人认为它们客观存在，无须太多解释。实际上，"精气神"的认知涉及错综复杂的神经过程和认知运作程序，只是由于它们的无形性使有意识的思辨难以做出解释。总之，正是对"精气神"的无意识认知产生了大量关于"精气神"的有意识论述。从无意识到有意识，这是认知的基本特性。

　　综上所述，中医的"悟"或"精气神"都是直觉先验的结晶。这种无意识的自主认知凸显了"知识的习得和使用，是一个内在的心理过程"（桂诗春，1991）。它们以独有的气息验证了 John 的观点："人类对世界的经验和推理都是以大量无意识的意象图示结构为基础，这些结构通过身体体验控制着我们的思维模式。"（1999：100）

第四节　思维的隐喻性

　　德国哲学家 Ernst Casier 在对"隐喻力量"的研究中，提出了"隐喻的思维方式"（metaphorical thinking），这也是体验哲学的基本原则。对此，Lakoff 和 Johnson 在《我们赖以生存的隐喻》（*Metaphors We Live By*）中指出："隐喻不仅仅是一种修辞手段，而且是人们感知世界，对周围世界进行概念化的手段，隐喻无处不在，它不仅仅存在于人类的语言，而且存在于人类的思维和行动中。"（1980：18）

　　作为公认的认知语言学隐喻系统研究的开始，《我们赖以生存的隐

喻》指出隐喻不仅是语言中词汇的问题，还是人类思维的重要手段，它
直接参与了人的认知过程，是人类生存的基本方式，第一次从认知角度
提出了概念隐喻理论（conceptual metaphor）。根据这一理论，隐喻是从
一个概念域或认知域向另一个概念域或认知域结构的映射，简单地说，
就是"用一种事情或经验去理解和经历另一种事情或经验"（Lakoff &
Johnson，1980：18）。无论是"映射"还是"理解和经历"，它们都是
思维层次的活动，所以，隐喻的本质是人类认知与解释周围世界的一种
手段，通过这一手段，人类可以使主观体验概念化。实际上，世界万
物在人脑中都形成了一定的概念，隐喻作为概念系统的基础，使人能
在一种概念的基础上理解另一种概念，所以，"概念隐喻充盈于思维和
语言中，很难想象出常见的主观体验不是通过隐喻概念化的"（刘正
光，2006：77）。

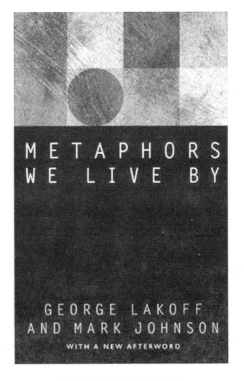

《我们赖以生存的隐喻》

资料来源：http：//www. chnxp. com. cn/soft/down - 3268. html。

第五节 中医的"取象比类"

"思维的隐喻性"能从"取象比类"的生动解说中得到生动展现。

战国时期的《易传·系辞》说："引而伸之，触类而长之，则天下之能事毕已。"这一论说表明，古人认为人有由此及彼进行推衍与发挥的思维能力，所以，掌握了一类事物，就能增长相应的知识和规律，进而达到对整个世界的认知。可见，在中国传统思维里，由此及彼的联想被认为是沟通同类与异类的关键。无论道家观点"天地与我并生，万物与我为一"，还是儒家学说"与天地参"与"万物皆备于我，反身而诚，乐莫大焉"都反映了从主体出发，以主体为中心的自我意识和思维方式。"在'天人相应，天地合一'的中国传统文化核心的影响下，人们把人身体的部位和器官都与自然界的各种物象联系在一起。"（冯英，2011：96）

这种"引而伸之，触类以长"的思维模式是中医求知的主要途径。中医在对人体与外界的认知过程中，"对某些事物由于缺乏清晰的类别概念和抽象的概念语言，只能用已知事物的具体意象来表达另一种事物或者另一种新事物和新经验"（殷平善，庞杰，2011：15）。这种认知方式即《素问·示从容论》提到的"援物比类"，援引事物而比列同类可以"化之冥冥"，即可以出神入化于幽深莫测。"比类"实际上也就是"隐喻"，正如"隐喻"基于"概念"，"比类"的达成在于"取象"。中医认为，"象"是肉眼可见或虽肉眼不可见但可被感知的物象。"取象"就是"从事物的形象或形态、作用、性质中找出能反映本质的特征"（张大钊，2004：14）。"取象"是为了"比类"，即根据被研究对象与已知对象在某些方面的相似或相同，推导在其他方面可能的相似或类同。"取象比类"就是以"象"为工具，通过类比、象征等方式，用感性、形象和直观的概念或符号表达抽象客体的思维方法。《黄帝内经》里大量隐喻性语言就是这一思维方法的最好见证。《素问·脉要精微论》说："四变之动，脉与之上下，以春应中规，夏应中矩，秋应中衡，冬应中权。""规"用以画圆形，"矩"用以画方形，"衡"指秤杆，"权"指秤锤，这里，这四个工具分别被用来隐喻春脉的圆利流畅，夏脉的洪大方正，秋脉的微浮轻平和冬脉的沉浮下垂。《素问·阴阳应象大论篇》说："阴阳者，血气之男女也；左右者，阴阳之道路也。"这里，以"男女"性别的相反隐喻血气运动方式的相反属性，以"左右"方位隐喻阴阳的运动轨迹。以上两例中生动形象的描述，正是"取象比类"的具体运用。"取象"的范围不仅在于具体的物象或事象，还在于事物之间功能关系、动态属性的相同或相似。《素问·风论》说："风者，善行而数变。"正是用自然界"善行而数变"的风来隐喻具有游动、走窜和多变特点的风邪。此外，《素问》里将人体中血液的循行与河道中水的流动相联系，《灵枢》里则把行针治病与打仗时双方的较量相联系，以及"提壶揭盖""增水行舟"等疗法的命名无一不是抽象概念隐喻化的结果。这一切集中体现了中医语言"无譬，则不能言"的特点。

Lakoff 和 Johnson 说："任何隐喻的理解都离不开主体的经验。"（1980：19）主体的经验和推理又必须用隐喻来进行思维，否则，思考将无法进行。对于思维的隐喻，美国语言学家 Richards 也说："当人们使用隐喻时，就把表示两个不同事物的思想放在一起；这两个思想活跃地相互作用，其结果就是隐喻意义。"（1936：92）具体地说，凭借与生俱来的眼、耳、鼻、口和手这五种感官，人类以视觉、听觉、嗅觉、味觉和触觉不断感知着周围的外部世界，在整个感知过程中逐渐累积着各种经验，通过经验，客观世界得以在人脑中反映，从而形成基本的认知。一开始，认知能力有限，人们的认知带有浓厚的主观色彩，随着感知范围的扩大，通过体验获得的信息越来越丰富，认知能力和层次也在不断递增，人们发现的事物相似性也越来越多，由此及彼的隐喻联想也就越发普遍，并逐渐成为基本的认知模式。

总之，中医的"取象比类"正是通过以"已知"喻"未知"、以熟悉喻陌生、以简单喻复杂、以具体喻抽象、以通俗喻科学，把抽象医理转化为易于被理解的认知对象，使人的认知变得丰满而具体，它与隐喻一样，都是人类思维的特征，是人类伟大的智力活动，充分展示了思维隐喻性的内涵。

第六章　语言的体验性与中医词语

长期以来，不同时代、不同学派的语言学家、哲学家和社会学家都在试图探讨：语言是如何产生的？

第一节　语言与体验

对此，德国哲学家赫尔德（J. G. Herder）提出了一个基本概念：Besonnenheit。曾在德国研修多年的姚小平教授（1999）把它活译为"理性""知性""智能""意识"，甚至结合中国文化把其称为"悟性"，这些翻译实际上都是一种先定的认知倾向。在著作《论语言的起源》里，赫尔德对这一概念的提出思想做出明确声明："有 100000 条根据证明语言源出于人类心灵，证明语言是通过人的感官和知觉形成的！有无数的事实证明，在所有的民族、国度的环境里，语言都萌芽于理性之中并随着理性的成长而成熟起来！谁能对世界各民族的这一普遍的心声充耳不闻?!"这一"普遍心声"实际上是对语言天赋轮与自治论的一种批判，它明确了"语言并非先验之物，而是感性活动的产物"（1999∶64）。

对于体验的重要性，赫尔德说："一切观念都只能通过感觉形成，不可能存在任何独立并先存于感觉的观念。语言是理性的映像。"（1999∶65）按照赫尔德的观点，语言发展应该沿袭这样的规律：现实—体验—认知—语言。它表明语言不是先验和天赋的，它以现实为基础，来源于人的实践活动，与人的认知能力密切相关，这就是语言的本质所在。赫尔德的这种观点把体验和认知有机结合，成为多年以后体验哲学和认知语言学的理论依据。

根据体验哲学，语言的产生有了科学的解释：人脑具有丰富的现象

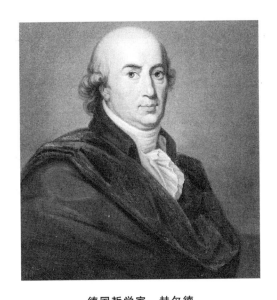

德国哲学家 赫尔德

资料来源：http：//www. douban. com/group/topic/51246327/。

力，想象力促使人用个体直觉、记忆、思维和理解等认知方式来对他人、客体、周围环境以及其他种种关系产生基本的感知，又通过如联想、隐喻等高级思维来构建抽象概念，进而渐渐形成较为完整的概念系统。在这个过程里，外部世界作为各种存在的载体，首先给人提供了需要的运动感知空间，人用身体与之发生联系，用结构复杂且富有想象力的大脑对之进行观察，在感官与心智的共同作用下，人类获得各种体验，从而对世界形成一定认知并确定了大量相应的概念和意义，这些概念与意义需要借助特定的声音和文字等符号外化为感性存在物，这就有了语言。简言之，语言是人类在与客观世界互动的基础上认知加工的产物。可见，在身体感官和心智与客观现实互动基础上产生的体验对语言的形成起着关键作用，它既是认知形成的基础，也是语言产生的源泉。

既然语言源于人的体验，那么，作为语言的一部分，我们完全可以说，"所有词汇的所有意义最终是来自身体经验"（Halliday & Hasan，1985：7）。所以，对词的研究最能展示语言的体验性。实际上，人类在体验基础上，通过认知加工对现实世界进行范畴化，从而获得范畴，范畴与概念相对应，形成意义，然后将其固定于一定的表达符号，使词得以产生。也就是说，词是人类对于外部世界体验认知的结果。由此，王寅总结说："人类在体验的基础上通过认知加工对现实世界进行范畴化，获得了范畴，每个概念与一个范畴相对应，同时形成意义，然后将其固定于词语之中。因此，词语的形成也是基于我们的身体经验之上的。"（2005：21—22）

第二节   "醫"与"中医"的内涵

对"醫"的构成和"中医"多样化名称的探讨可以帮助解读"语言是在体验认知基础上构建的符号"这一基本观点。

一   "醫"的构成

根据宁蔚夏在 2011 年《中国中医药报》刊发的文章可以知道："醫"是"医"的繁体，是一个合体会意字，由四个独立而又互相关联的部分，即"匚，矢，殳，酉"组成。其中，"匚"表示"按蹻"。"按"指抑按皮肉，"蹻"指捷举手足，"按蹻"是按摩或推拿的雏形，它是一种不借助医疗器械而直接通过手技实现疗疾祛病的中医治疗与保健方法。"矢"指代"砭石"，《说文解字》注："砭，以石刺病也。"砭石是一种锐利的石块，为我国最早的医疗工具，主要用来破开痈肿，排脓放血或刺激身体的某些部位，消除病痛。正如"针推起源"一节所

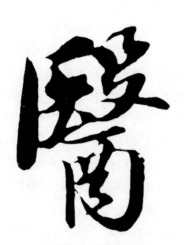

"医"的繁体

资料来源：http://www.ooopic.com/pic_205410.html。

提，砭石就是后世刀针等医疗器械的前身。"殳"表示"针灸"，由针法和灸法共同组成，是由我国独创发明的外治疗法。"酉"即"酒"。酒被中医视为最早的兴奋剂和麻醉剂，能用作溶剂，还能通血脉，行药势，所以又被称为"百药之长"。综上所述，"醫"的合成正是中医丰富内涵的生动再现。

通过对"醫"字形成的溯源，可以看到：汉字的创造正是人在长期劳动过程中对世界不断产生新的认知而逐渐累积出来的成果，它是认知的一种生动投影，是贮存着大自然信息的一种载体。其实，就像对"醫"字形的剖析一样，对大部分汉字的历史追溯都可以看到，从创制之初到发展演变的整个过程中，汉字形体构建的立足点实际上都指向了对意义的形象表现，这一特点使汉字超越了时间和空间的限制，使人在汉字中能窥见历史进程中汉民族对世界的认知和理解，从而获取与之相应的文化信息，这就是本书选择汉字进行认知语言学理论探究的基点所在。

二　"中医"的多样化名称

"中医"是中华传统医学的简称，是相对于"西医"的一种叫法。实际上，在西医传播到中国以前，"中医"有其他更为独特的内涵和丰富的称谓：岐黄、青囊、杏林、悬壶等。"岐黄"与《黄帝内经》有关，《黄帝内经》是黄帝与岐伯讨论医学的专著，所以中医古时被称为岐黄之术，简称"岐黄"。至于"青囊、杏林、悬壶"，它们分别与"华佗以一青囊医书回报狱吏之恩"，"董奉以种杏树代替医药费"，"费长房悬壶行医"的中医传说或神话有关。虽然是传说或神话，但都有据

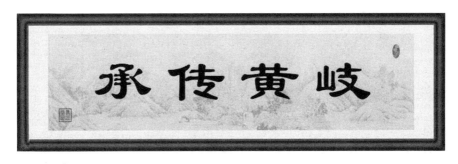

中医别名：岐黄

资料来源：http://www.nipic.com/show/8288935.html。

可查，它们"反映了我国古代人类思维发展的原始状况"（程雅君，2009：61），对于中医研究具有宝贵的参考价值。

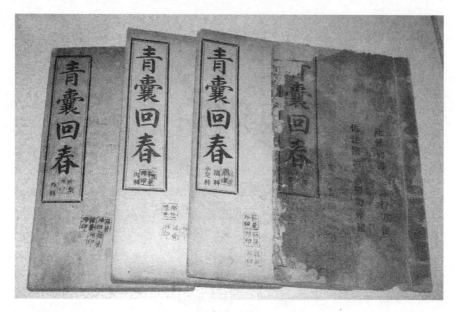

中医别名：青囊

资料来源：http：//www. kongfz. cn/9635181/pic/。

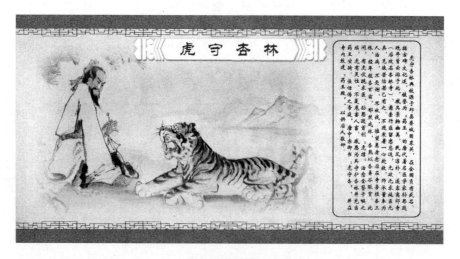

中医别名：杏林

资料来源：http：//blog. sina. com. cn/s/blog_ 7e3638f70102w8ko. html。

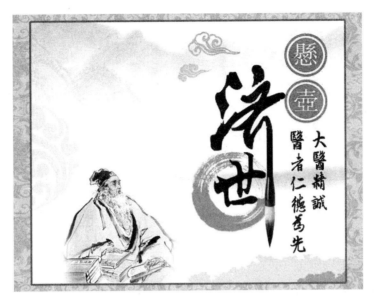

中医别名：悬壶

资料来源：http：//blog. sina. com. cn/s/blog_ 9426cb1001013rhq. html。

从本质而言，"中医"名称的演变其实也是语言体验性的一种体现，符合"劳动产生语言"的观点。正是历代中医具有不同特色的劳动使得这一称谓呈现多样性。而"中医"名称的多样性又在例证：汉语在悠长的历史过程中，不是借着消灭旧的语言另创新的语言进行的，而是经过长期的发展，通过旧质要素的逐渐消亡，新质要素的逐渐积累，而丰富发展起来的（孙常叙，2006）。

三　启示

以上对"醫"的解析和对"中医"术语的考察可以提供两方面的启示：

第一，语言是人们感知外部世界的最重要手段，人类语言源于人的认知结构，同时也反映了其认知结构，语言、认知及外部客观世界关系紧密。正如 Lakoff & Johnson 所说："概念是通过身体、大脑和对世界的体验而形成的，并只有通过它们才能被理解。"（1999：497）所以，研究语言现象时必须从分析人类的认知结构入手，不能孤立地去看待语言本身。

第二，赫尔德说："语言并非先验之物，而是感性活动的产物，所以，语言起源问题只能用经验的、归纳的方法来解答。"（1999：65）正是基于对中医知识的归纳整理，"醫"字的起源才得以清楚呈现。"醫"的合成将推拿、砭、针、灸、药五大中医医术融为一体，是中国古人在长期治疗疾病过程中积累的经验汇集，是基于身体体验产生各种认知的凝结，以其形象直观的字感例证着语言的体验性。认知语言学代表人物泰勒（Taylor，J. R.）说："语言形成了人类认知的一个组成部分，任何对语言现象的深入分析都是基于人类认知能力的。"（2002：4）一定程度上，中医的各种别名也可以被视为认知与语言关系的直接见证，通过它们，可以对古代的客观世界有所还原。

总之，以上两个实例都在证明："人类自然会将范畴化和概念化的结果相对固定于语言表达之中，范畴化具有体验性特征，因此概念与词语也是基于体验的。"（何自然，2006：80）可见，"语义（包括词义）是把语言符号和人对世界的心理认知联系起来的一座桥梁与纽带"（Jackendoff，1983：25）。

第七章　结语

　　李福印说："体验性假说需要大量的、多维度的验证，尤其是跨文化、跨语言证据。由于可操作性强，感兴趣的读者可以尝试从汉语语料为体验性假说提供实证支持。"（2011：257）本章正是这一思想的具体表现。在对各种实例的剖析中，可以看到，中医强调身体的感受，强调经验和实践的决定性作用，正是在对客观世界长期而细微的观察与体会中，中医"创造性地把眩冥幽微、变化难极的现象联系起来，发现了人体与自然的统一性、人体脏器的法时现象、人体经络现象、生命全息现象等，以此建立中医学独特的理论体系"（申俊龙、魏鲁霞，1996：14）。中医的体验性得到奠基之作《黄帝内经》的高度浓缩，它"通过语言沟通人类对世界的认识并传递继承人类所积聚的文化，可以说是我们祖先的又一伟大创造"（胡壮麟，1997：50）。《黄帝内经》里的很多语言现象正是人类认知活动的产物和反映，所以可以结合认知机制进行研究。本章正是将关于认知机制的三个问题与三个原则有机结合，使体验哲学的理据性得以清楚梳理，在层层剖析中，《黄帝内经》的语言本质得到展现，认知语言学与中医学之间的桥梁也得以确立，为下文的论述做出了背景铺垫。

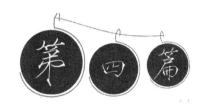

第四篇

《黄帝内经》多义词的原型
范畴化研究

第一章　范畴化与范畴

前面文献综述已经证明：一词多义是语言的普遍现象，是认知语言学的研究重点，那么，哪些认知理论适用于一词多义的研究？《黄帝内经》里又有哪些词适合于这样的研究？这是第四章到第六章的研究重点。

在认知语言学领域，对一词多义现象的研究触及多种视角，但它们都离不开原型范畴理论的影响，这一理论基于哲学和人类学，把范畴理论和原型理论有机融合，从人类如何给物象划分范畴的角度来寻找论据，从而研究语言，是认知语言学的理论基础。因此，原型范畴理论对词语多义的认知理据具有强大解释力，能揭示一词多义产生的深层原因。本章首先对范畴和范畴化的概念进行界定，然后对原型范畴理论的前身——经典范畴理论进行一定梳理，之后，围绕关键概念——家族相似性与原型，对原型范畴理论的主要观点，特别是它对一词多义的研究进行论述，通过层层剖析，原型范畴理论对于一词多义研究的理据性得以凸显。在此基础上，从《黄帝内经》里选出代表性词语进行例证，通过理论与实践的结合，对一词多义的原型范畴化认知做出合理论述。

第一节　范畴化过程与认知

大千世界，各种事物千姿百态，各种现象千变万化，等待人类的认识与解释。人脑趋向于用最直接的方式，即用身体感官对客观世界做出基本反应，这些反应逐渐被累积为一些经验，包括对事物和现象特性的归纳，也就是基本的认知，这一认知使外在的客观世界转换为主客观结合的认知世界，在这个世界里，人类自觉或不自觉地根据特点对事物与现象进行分类，这就是范畴化的过程（categorization）。

可见，范畴化过程实质上是一种心理过程，是人脑机制与人的生活环境相互作用的结果。对此，王寅指出："范畴化是指人们划分范畴的过程和方式，体验哲学和认知语言学将其描写为'人们基于互动体验，对外界整体（事物、事件、现象等）的属性进行适度概括和类性划分的心智过程或理性活动。'人们通过这一过程或活动就赋予世界以一定结构，使其从无序转向有序，它是人们认识世界的一个关键性认知方式。"（2012：31）正是借助范畴化，人能对获得的经验进行处理、构造和储存，其结果即认知范畴（cognitive category），它是人形成各种概念的基础，也是语言符号之意义产生的基础。

对于范畴化与认知的关系，吴为善还指出："从认知的角度看，范畴化（categorization）可说是人类高级认知活动中最基本的一种，它指的是人类在万事万物的差异中看到相似性，并据以将看似不同的事物处理为相同的，由此对世界万物进行分类，进而形成概念的过程和能力。若没有对千差万别的现实加以范畴化的能力，人类便无法理解自己生存环境中感知到的复杂现象，我们将无法对经验进行处理、构造、储存，也无法进行推理，更无法与他人交流自己的经验，因此，范畴化问题一直是认知研究的一个中心论题。"（2011：28）

总之，世界的纷繁复杂促使人对事物进行范畴化，范畴化是"人类生存和认识的首要任务"（李福印，2006：227）。作为人类的基本认知方式，范畴化还是各科知识，特别是认知语言学的基础，所以，认知语言学甚至被视为是"关于语言内部和使用语言进行范畴化的理论"（Geeraerts，1994：22）。

第二节　范畴的溯源

从根本上说，范畴的建立基于"范畴化"（categorization），那么，何为范畴？"范畴"（category）原是哲学研究的主要对象。在《工具论·范畴篇》里，亚里士多德首次明确提出了这一哲学术语。他认为，面对形式多样的客观存在，必须提炼出能反映事物本质的普遍概念，这种概念可以用"是"或"有"进行描述，这就是"范畴"。从唯物主义认识论出发，亚里士多德把"范畴视为对客观事物不同方面进行分析而得出的基本概念，并论述了著名的十大范畴：实体、数量、性质、关系、空间、时间、姿态、状况、活动、遭受"（王寅，2012：30）。它们表明，范畴实际上是对所有存在的最广义分类，是最高层次的类的统称。有了范畴，人类才有可能理性地认知世界。亚里士多德的范畴论建构了第一个真正意义上的严整完备的范畴体系，所以，他被公认为"范畴"的开山鼻祖。

亚里士多德的范畴表

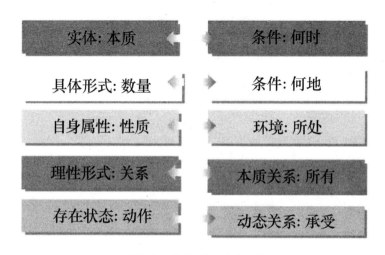

亚里士多德的"十大范畴"

资料来源：http：//blog.sina.com.cn/u/1905536752。

"范畴"在中国哲学史上同样具有重要地位。著于春秋战国时期的《尚书·洪范篇》里就有"洪范九畴"之说。"洪范九畴"的第一范畴指"五行"，即木、火、土、金、水五种基本物质及其运动变化，这是中国古代的一种物质观，反映了中国古人对世界的认知，是一种原始的普通系统论。其他八畴包括政治、天文、气象、修养、道德和人生幸福。"洪范九畴"原初是君臣之间论述的关于治理国家必须遵循的九条大法，但它同时也反映了中国人对事物进行分类和规范的思维方式。

从亚里士多德"十大范畴"和"洪范九畴"的分类都可以看到：人们对世界的认识是一个渐进的过程。首先是客观世界的基本物质，这是具有完整特征的基本范畴，它们往往是具体的，可以直接感知、理解与记忆的经验。然后，从这一层面向更高或更低层面扩展，从而对更为抽象、复杂的事物和概念有了认识，这些是基本范畴之上更为高层次的感知，是人类区别于其他动物的高级能力。

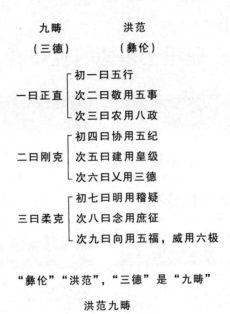

| 九畴 | 洪范 |
| （三德） | （彝伦） |

一曰正直
- 初一曰五行
- 次二曰敬用五事
- 次三曰农用八政

二曰刚克
- 初四曰协用五纪
- 次五曰建用皇极
- 次六曰乂用三德

三曰柔克
- 初七曰明用稽疑
- 次八曰念用庶征
- 次九曰向用五福，威用六极

"彝伦""洪范"，"三德"是"九畴"

洪范九畴

资料来源：http://blog.sina.com.cn/u/2344236207。

对中西"范畴"的溯源还可以看到：作为范畴化的结果，范畴是反映客观事物本质属性、规律性和普遍联系的基本概念，是人对事物进行分类中的最高层次，是经内化、沉淀而成并存储于心智中的思维成果，是人类认知发展的历史产物，是前期认知结果的总结，也是后期认知的起点，自然成为各科知识的基础。

第三节 经典范畴理论

范畴和范畴化对于人类认知的意义得到众多学者的高度重视，在各种深入研究的基础上，逐渐形成两大理论体系：经典范畴理论和原型范畴理论。

经典范畴理论能对现实中的很多概念做出有效解释，并有助于语言结构关系的建立，曾对哲学、心理学、人类学，特别是语言学等领域的研究产生过巨大影响。所以，从亚里士多德到维特根斯坦之前的 2500 多年，它一直被视为关于范畴划分的真理。

在《语言的范畴化：语言学理论中的类典型》（*Linguistic Categorization：Prototypes in Linguistic Theory*）里，Taylor 概括了经典范畴理论的主要观点：（1）范畴由必要与充分特征共同定义；（2）特征是二元的；（3）范畴有清晰的边界；（4）范畴成员地位平等。（2006：14）这些具有"绝对性"的观点在很多后续研究中被一再批判。

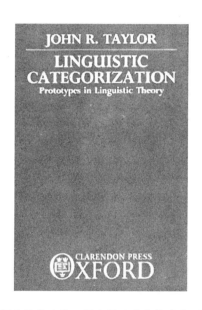

《语言的范畴化：语言学理论中的类典型》

资料来源：http://www.amazon.cn/%E5%9B%BE%E4%B9%A6/dp/0198248385。

如前所述，范畴化是人类认知最本质的体现。为此，Lakoff 指出："对于我们的思维、感知、行动和言语来说，没有什么比范畴化更基本的了。"（1987：5）实际上，作为范畴形成前的心理活动，范畴化是渐进的心理认知过程，它形成的范畴是一个个有序的集合，集合中的个体根据彼此间的关系形成层级网络系统，处于系统最底层的是基本范畴。根据 Roger Brown（1965）的最早研究，基本范畴具有鲜明的共性特征：处于这一等级的事物具有明显的物理区别特征，换言之，它们在感知上具有相似的整体外形，能够形成反映整个类别的单个心理意象，人们能最快地辨认其类属。事物在这一等级首先被命名、被掌握、被记忆，并且名称最简洁，运用频率最高。它们往往是在人与周围环境直接关联产生的最基本的心理反应，从而可以以它们为认知参照点，使人们更易感知、学习、记忆事物的非连续体，也就是说，在基本范畴的基础上，可以延伸出新的范畴，使人们获得更多的知识与认知体验，向上则为上位范畴（super‐ordinate category），更为笼统和抽象；向下则为下位范畴（subordinate category），更注重事物的细节特征，表现出不同主体从不同角度对该范畴的关注。从这些解释中可以看到：范畴化过程复杂烦冗，层级间难以做到明晰分界，"包容"性和多层次性始终贯穿于语义概念之间，范畴之间的归属需要人们参照方方面面的特征、要素和标准，所以，经典范畴理论的绝对性被越来越深入的研究不断推翻。

　　在《语言非范畴化》里，刘正光对这些批判进行了总结："（1）由于该理论强调范畴内全体成员地位平等和必须共享所有特征，必然有许多实体被排除在范畴之外，只能说明范畴化的很小一部分内容。（2）由于特征的二分法，它只能说明与解释具有对比差异的范畴内的现象，对大量的中间想象和边缘范畴成员等问题无能为力。（3）必要条件和充分条件并不能保证准确的界定范畴成员的意义与属性。（4）只能静态地说明语言范畴化的过程，对语言与认知过程中的创造性无法提出动态的解释。"（2006：21）根据这一总结，经典范畴理论的观点显得绝对而又简单。实际上，大量研究结果也在证明：很多范畴之间并不共享相同特征，也不遵循二元思维，难以划出清晰界限，难以处于平等地位。这一典型的"非此即彼"的范畴观具有不可避免的先天缺陷，它不可能对社会现象和语言现象等做出全面解释，所以，必然会被新理论取而代之，这就是原型范畴理论的产生。

第二章　原型范畴理论

20世纪下半叶，一系列人类学与心理学的研究使传统范畴观发生巨变。美国人类学家、心理学家和语言学家们共同努力，对多个范畴展开实验研究，在大量实验结果的基础上，提出了原型和范畴理论，简称原型范畴理论（Prototype Category Theory）。这一理论可以被用来分析音位、词法、句法、语义、语用和语言习得等各个方面，所以，它成为认知语言学的基础理论。原型范畴理论涉及多个特殊概念，只有对这些概念进行梳理，才能对它产生较为全面的认识，其中，最基本的就是"家族相似性"与"原型"概念。

第一节　家族相似性

"家族相似性"是语言哲学的奠基人维特根斯坦（Wittgenstein）提出的对经典范畴理论进行全面挑战的开创性理论。

这一理论的提出基于对德语词"Spiel"（游戏）的界定。维特根斯坦观察到"Spiel"的所指范围多姿多彩，涉及游戏（如 board game）、赌博（如 eared game）、比赛（如 ball game，Olympia Games）等多个范畴，或具竞争性，或只为娱乐，或需技巧，或凭运气，它们之间并无必然的共同特征，但都属于"Spiel"这一范畴。在对"Spiel"做出更深入的调查之后，维特根斯坦得出结论：同一范畴成员之间要么总体相似，要么细节相似，呈错综复杂且相互重叠、交叉的相似关系。对于这种关系，维特根斯坦在著作《哲学研究》（*Philosophical Investigations*）里说：

I can think of no better expression to characterize these similarities

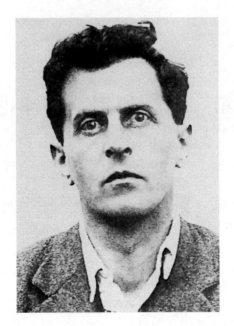

德国哲学家　维特根斯坦

资料来源：http：//roll. sohu. com/20120219/n335168880. shtml。

than "family resemblance"; for the various resemblances between mem-
bers of a family: build , features , colour of eyes , gait , tempera-
ment, etc. , etc. overlap and criss - cross in the same way. - And I
shall say : "games' form a family. " (1953：28)

"我想不出比'家族相似性'更好的表达方式来刻画这种相似关
系，因为一个家庭的成员之间的各种各样的相似之处：体形、相貌、眼
睛的颜色、步姿、性情等等，也以同样方式相互重叠或交叉。"（李步
楼译，1996：48）

"家族相似性"理论把范畴比作家族，一个家族中的所有成员不可
能都具有相同特征，也许长得很像，也许大相径庭，但因为同属一个家
族，在身材、面相、步态、脾性等方面又盘根错节似的彼此相似而有联
系。与此同理，好比家族成员，范畴成员也不以相同特征而以"相似
性"联系在一起，这种相似性使它们得以区分，但也使它们之间的边界
变得模糊而无法确定，同时，范畴成员离共同属性的远近不一，呈现出

中心与边缘的区别，这是地位上的不平等。"家族相似性"对于理解范畴的积极作用被赵艳芳归纳为：

> 　　从认知的角度看，所有范畴都是模糊范畴（fuzzy categories）。其含义有两个：（1）同一范畴的成员不是由共同特性决定的（没有哪一组特性是所有成员共有的），而是由家庭相似性所决定的，即范畴成员之间总是享有某些共同特性；这样，有的成员比其他成员享有更多的共同特性，即模糊的相似性。（2）既然有的成员比其他成员享有更多的共同特性，我们就可以根据其享有的共同特性来决定其它成员的身份，与其他成员享有更多共同性的成员为该范畴的典型的和中心的成员，即原型，其他成员为非典型成员或边缘成员。因此，范畴的边界是不明确的，在边缘上与其他范畴相互交叉。（2011：58）

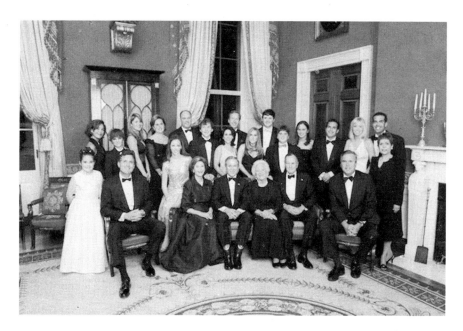

布什家族

资料来源：http://tupian.baike.com/a3_71_72_01300000257646122516727960153_jpg.html。

这一切与经典范畴理论的假设形成鲜明对比，但却得到来自人类学、心理学和社会语言学各领域实证研究的一再支持，被证明更符合范畴化过程的认知实际，能帮助人们加深对语义范畴的认知和理解，所以成为认知语言学有关范畴化理论构建的哲学基础及原型范畴理论的直接来源。

第二节　原型

对原型的研究始于颜色。1969 年，美国民族学家柏林（Brent Berlin）和语言学家凯恩（Pual Kay）用 Munsell 色卡，从色度、亮度和饱和度三个维度对颜色的范畴化进行试验。试验结果表明：在对颜色进行范畴化时，人们依靠颜色空间中的某些点来定位，这些点被柏林和凯恩称为"焦点"（foci）。在对所选 20 种语言的焦点颜色的研究中，柏林和凯恩还发现："颜色范畴不是任意的，而是固定在焦点颜色上的。颜色范畴的边界在不同语言之间，甚至在一种语言的不同说话人之间发生

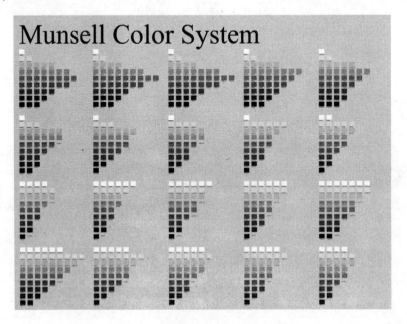

Munsell 色卡

资料来源：http：//www. paint123. cn/colouratlainfo. aspx id = 547。

变化，而焦点颜色则为不同说话人，甚至是不同语言社团所共有。"
（温格瑞尔、施密特，2009：11）在这一发现的基础上，美国心理学家
（Eleanor Rosch）围绕焦点色的心理学背景展开研究，进一步发现："焦
点色（相对于非焦点色）在感知和记忆中是凸显的，比其他颜色辨认
得更准确，学习和回忆得更快，因而更有利于识别和分类。"（赵艳芳，
2011：60）。从这一"凸显性"可以看出，"焦点"实际已经触及人类
感知机制上的某些方面，可以被发展到颜色范围以外的领域，基于此，
Rosch（1975）用"原型"代替"焦点"，拓宽了它的使用范围。针对
"原型"，LaBeouf、Rauch 和 Lakoff 等先后以杯子、鸟、水果、蔬菜和交
通工具等十个范畴为依据，对形状、生命体和物体等领域展开了一系列
研究，研究结果使对"原型"的理解得到更广延伸。

随着"原型"在众多领域中的运用，对它的理解经历了一个从具体
到抽象的过程。目前认知语言学主要有两类阐释：以 Rosch（1978）、
Brown（1990）、Tversky（1990）、Barsalou（1992）等为代表的学者把
"原型"视为范畴中的最佳成员（the best examples of a category）、凸显
成员（salient examples）、中心典型成员（central and typical members）
等，认为它是与同一范畴成员有最多共同特征的实例，具有最大的家族
相似性。以温格瑞尔和施密特（2009）、Taylor（2003）、Lakoff
（1987）、Langacker（1987）等为代表的学者把"原型"视为一种抽象
的心理表征，是某种认知参照点。例如，Langacker 指出：

A prototype is a typical instance of a category，and other elements
are assimilated to the category on the basis of their perceived resemblance
to the prototype；there are degrees of similarity.（1987：371）

"原型是范畴的典型实例，其他成员是由于它们与原型之间存在若
只能被感知的相似性而归入同一范畴的，相似性的程度也有差异。"
（李福印，2011：99）

应该说，后者更符合严格的范畴认知观，但还不能穷尽心理表征的
种类。"根据它们适用的范围，定义的范围可以从'意象'或者'图
式'这种更具体的概念到'范畴表征'或'理想'这种更抽象的概
念。"（温格瑞尔、施密特，2009：44）

　　但是，无论如何表述，学者们都一致认为："原型"的提出与发展否定了范畴是用一组充分必要条件特征来定义的传统观点。范畴被重新确定为一个围绕原型建构的模糊的识别过程，这一观点为现代范畴理论的建立奠定了基础。

第三节　原型范畴理论的主要观点

　　在对"家族相似性"和"原型"概念的阐释基础上，"原型范畴理论"的主要观点跃然纸上。"原型范畴理论"，简称"典型理论"或"原型理论"，由 Rosch（1978）提出，并在 Lakoff（1987）、Taylor（2001）、Ungerer 和 Schmid（2006）等学者的共同努力下得以发展，逐渐成为认知语言学里最有代表性的理论。综合各家论述，"原型范畴理论"的基本观点可以被归纳为：

　　（1）范畴的成员围绕"原型"这一认知参照点，由"家族相似性"原则联结在一起，形成一个向外扩展的连续体。

　　（2）同一范畴下的各个成员并不具有相同的必要和充分条件，而是共享一定的典型特征，且特征的属性与数量随人的认知而有改变，典型特征的程度越高，越接近原型成员，反之，则越接近边缘成员。不同范畴的原型之间特征差异很大。

　　（3）范畴的边界具有模糊性，一个范畴的边缘属性常与邻近范畴的属性相互交叉、重叠与渗透，有时甚至被合并融合到另一个范畴之中。

　　（4）范畴内各成员之间地位与级别不平等，具有最多共同属性的成员是中心成员，体现了该范畴最具典型性的特征，其他成员分为非典型成员和边缘成员，彼此之间有隶属程度的差异。

　　（5）范畴呈反射状结构，原型位于范畴结构的中心位置；多数范畴呈现的不是单一中心结构，而是多中心结构，即某些范畴通常具有多个原型，原型之间通过家族相似性获得联系。

　　从以上观点可以看到，原型理论对范畴研究最有价值的贡献在于它把注意力集中于范畴的内部结构，在于从认知角度出发提出其范畴具有"核心"和"边缘"，即"原型"和"非原型"这个事实，而这个事实对于下面要讨论的"一词多义现象"具有强大的解释力。

第四节　原型范畴理论对一词多义现象的解释

原型范畴理论主要通过解释词义引申的动因和规约方式来揭示一词多义现象产生的认知基础及共性特征。

第二篇第二章提到，从"一词一义"到"一词多义"是词义变化的必然规律。在变化过程中，有一个含义或范畴总是最具凸显性，可以被视为原型义项或原型范畴（prototype meaning/ prototype category）。随着人类认知的增加，原型义项或原型范畴不断延伸，被用来解释相关事物的边缘现象，从而产生更多子范畴（subcategory）。它们各有所指，难以用某个共同的语义特征或特征集束来概括，但彼此之间或与原型义项之间却至少有一个或几个共同属性。换言之，词的各义项之间或多或少都有一定联系，这种联系通过家族相似性彼此相连，形成一个意义链，最终产生多义范畴。可见，词的多义化是人类认知范畴化的结果，也就是说，人的认知促使词义引申，从而形成一词多义现象。

对于通过什么途径导致词义引申，Lakoff、Taylor 和 Langacker 有不同描述。

Lakoff 认为："Polysemy appears to be a special case of prototype – based categorization，where the senses of the word are the members of a category.（多义词是一种特殊的以原型为基础的范畴，它的各个意义皆为该范畴的成员）"（1987：379）换言之，词义由原型义项向四周放射扩散形成派生义项，派生义项之间相对独立，它们与中心原型义项或近或远的距离形成了"辐射状范畴"（radial category）。

Taylor 则说："The different senses cannot be unified on the basis of a common semantic denominator. Rather，the different meanings are related through meaning chains. Schematically，meaning A is related to meaning B in virtue of some shared attribute（s），or other kind of similarity. Meaning B in turn becomes the source for a further extension to meaning C，which is like-wise chained to meanings D and E，and so on. The process may be illustrated as：A→ B→C→D. . .（不同意义的联系并非基于共同的语义点而是基于一条条语义链。具体地说，由于共享属性或其他相似点，意义 A 与 B 相关联；意义 B 又进一步成为延伸意义 C 的始源点；如此，继续延伸出

意义 D 和 E，等等。这个过程可以被图示为：A→ B→C→D…）" Taylor
在这里所指的"共享属性"或"相似点"实际上就是一种家族相似性，
而所有其他意义的始源点 A 就是一种原型范畴（2003：110）。

Langacker 的观点则是：在多义词的各义项中，有些位于更中心位
置，或者说，更具原型性（2007：36）。在一定程度上，这些义项通过
范畴化关系形成一个网络（network）。Langacker 把范畴化关系分为阐释
（elaboration）和扩展（extension）两种类型，前者重在讨论具体义项对
图示化原型义项的阐释，后者重在讨论边缘义项通过某种相似或联系从
原型义项扩展而来。

虽然"辐射状范畴，语义链，网络"是对规约方式的不同描述，但
它们都基于相同的命题："多义词是一个以原型为基础的范畴化过程的
特例，多义词的各个义项是相关范畴的成员。"（Lakoff，1987：378）以
下"桃"一词的图例可以生动展现原型范畴理论机制下的多义关联。

"桃"的多义

资料来源：http：//doc. qkzz. net/article/f5e9cb55 – 3975 – 42d4 – add9 – b651f97fa25c_
3. htm。

实际上，除了范畴内部的动因和规约方式外，原型理论对于一词多
义的研究还触及同一范畴之外的探讨，其中，最具代表性的就是"原型
转换（prototype shift）"和"原型分裂（prototype split）"的提出。Un-
gerer 和 Schmid 发现：随着社会的发展，人对事物的认知会有所不同，
词义范畴的中心特征随之改变，使原来的原型或消失或退居边缘位置并
取而代之以新的原型，这就是"原型转换"（2009：98）。后来，Unger-
er 和 Schmid（1996）又发现：在中心特征不变的情况下，原型还会出
现从一般到具体，从单指到多指等变化，从而细化出更多次范畴，每个

次范畴里又含有一个次原型，随着次范畴的增多，次原型与主原型的距离越来越远，这个变化过程就是"原型分裂"。"原型转换"和"原型分裂"都表明：原型并非固定不变，随着人类对世界认知的发展，原型在不断运动，具有灵活性与可塑性。

以上种种论证旨在说明：原型义项是认知语言学对一词多义解释的关键所在，但在语言演变过程中，原型义项常常消失或被保留在习惯用法中，失去了原型的作用，所以，对它的确定有时显得困难重重。对此，赵艳芳指出："中心义项即原型义项（prototype meaning），被认为是语义范畴最具代表性的义项，是'直接意义'。"（2001：84）一般来说，原型义项常常是词语使用者脑海中闪现的第一义项，它的使用频率较其他义项高，与其他义项的联系也最多，最能凸显词语的语义凝聚力。

综上所述，词多义化的实质是原型范畴的延伸、转移和裂变。在理解一词多义现象时，充分考虑原型范畴在人类认知过程中的地位及其作用，把看似毫无联系的各义项构建成有联系的认知地图，有助于理解词义延伸或变化的动因和轨迹，更有助于理解各义项之间的深层关系和语义索引性。总之，原型范畴理论为一词多义现象的理解提供了新视角，是认知语言学对语言研究的一大贡献。

第三章 《黄帝内经》的例证剖析

《素问》8 万多字，《灵枢》6 万多字，两者合起来使得《黄帝内经》共有 14 多万字，其中很多字在不同篇章或语境里所指各异，对它们的剖析可以生动展现出原型范畴理论对这一语言现象的强大解释力。

本章精选出十个字（淫、纪、故、宗、度、救、厥、息、经、期）加以例证，对它们的原型探讨首先基于造字特点的剖析。因为"根据对《说文解字》取类系统的研究，古代汉字造字的取类反映了人们发现不同类事物之间的相似性而以彼物喻此物的认识事物的规律"（束定芳，2000：24）。这种规律能使人对词的初始义与引申义的联系产生感性认识。这十个字同时也是《黄帝内经》里多义性特征最为突出、最具代表性的词。它们不仅能帮助我们认识中国古人独特的认知方式，而且能生动展现出词义在不同域里的各种变化。另外，在对这十个词多义化的分析中，还涉及它们名词与动词义项之间的转换。这样的处理，同样基于语言学范畴的模糊性，"这一范畴与那一范畴之间，没有绝对清晰的界限。我们很难有把名词、形容词和动词清楚划分出来的标准，原因就在于词类是一种原型范畴，每一类都有典型成员和非典型成员之分"（束定芳，2007：209）。

这里，对于十个词的分析将采取这样的方式：根据"原型义项（本义）"和"各种域"的层次对词义进行划分和述评，并按照 Lakoff、Taylor 和 Langacker 的不同"关系论"构建相应的多义模式。这样的划分和构建虽显粗糙和模糊，但对于把握原型范畴理论作用于一词多义现象的核心思想却有极大帮助，同时，这十个词的有多义化分析也将显得更为形象生动和立体化。

第一节 淫

一 原型义项（本义）

根据《说文》等文献，"淫"的古字形以"氵"为形旁，以"㸒（yín）"为声旁，同时也表意。

"㸒"是"今，云"的合体，"今"意为"当面的"，"云"指"雾气"，合起来表示正在环转团聚的雾气。要形成"团"，必须有量的积累，所以，"㸒"又隐含"量多"之义。所以，"正在环转团聚的很多雾气"成为人们对"淫"的基本认知。

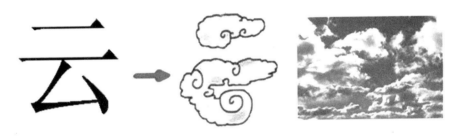

"云"的所指

资料来源：http://blog.sina.com.cn/u/1493617067。

另外，"㸒"的本义与表示"水"的"氵"合起来，使"淫"又具有"水（雨）多"之义。对此，《说文解字》有证："久雨曰淫。"《淮南子·览冥》也有证："女娲积芦苇以止淫水。（注：平地出水为淫水）"

综上所述，"多雾（气），多水（雨）"正是"淫"的原型义项，或者说是它的本义所在。

二 "气"之域

以"多雾（气）"为原型，"淫"在中医里首先被视为一种"气"。《素问·完命全形论》有证："留淫日深。"这里，"淫"代表"邪气"，在中医里，是伤人致病的因素，具体指"风、寒、暑、湿、燥、火"这出现在不同季节里的天然"六气"，"六气"来得太过即化为"六

淫"。作为抽象的概念，"六气"与"会"所示的"雾气（雾团）"极
为相似，是一种隐喻思维的体现，也是人的认知从自然域向医学域过渡
的延伸。

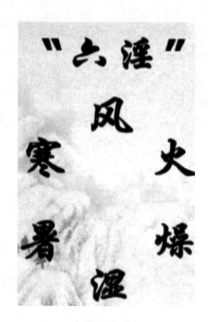

中医"六淫"

资料来源：http：//blog. sina. com. cn/s/blog_ 7d25e3ee0100x8do. html。

三 "水"之域

以"多水（雨）"为原型，"淫"在中医里又得以多义化。

首先，保留了"多雨"的本义。《素问·五运行大论》说："其变
动注，其害淫溃。"（译释：其变表现为流注，其害表现为久雨泛滥）
根据上下文，"其"指"中央"，古人发现"中央之地"经常有"雨"，
久雨即为"淫"，雨过多就是祸害，这是它的本义，所以有"淫雨"
之说。

其次，《素问·痿论》说："及为白淫。""淫"在这里就是"白
淫"。王冰注："白淫，谓白物淫衍，如精之状，女子阴器中绵绵而下
也。"可见，"白淫"不仅具有"水"的液态性质，还具有"过多"之
意，这是"淫"的本义在中医里的隐喻用法，由人对自然物状相似性
展开的联想引申而出，很符合"淫"的原始意象。

从"多雾（气）"延伸到"邪气"，从"多水（雨）"延伸到"祸害之雨和白淫"，"淫"义的这两个转变例证了：正是人们对具体的、可以直接理解的事物的经验为我们认识更复杂的概念和抽象的事物提供了基础。

四 病变域

《黄帝内经》里的"淫"不仅指物态，还指一种病变。最为典型的莫过于"六淫"这一重要概念，它指直接或间接受气象性因素影响的、导致或诱发疾病的所有原因，包括机体的敏感性、受气象因素影响的免疫状态以及病理生理状态，同时还包括生物、化学、物理等受气象影响的致病原因。例如，《灵枢·五色》有证："其随下至胝为淫。"（译释：若病色一直下行到唇部，则为带浊病）《灵枢·五禁》也有证："淫而夺形。"（译释：久病遗、泄、浊、汗等阴津受损之病，致使形体消瘦）这里的两个"淫"都是指"耗伤阴津而生的病变"，是通过转喻而来的引申义。清代医学家周学海注："淫，谓肠澼沃沫、遗精、淋浊、盗汗之类皆是。"无论是泄泻、遗精、淋证、浊证还是盗汗，它们都是由于耗伤了阴津而发生的病变。中医认为，"阴津"从狭义上讲，是指用于滋养人体脏腑官窍的体液；从广义上讲，还包括血液。体液与血液都呈液态，与"水"同性，二者在体内也有大量聚集，同样符合"淫"的本义特征。

五 动态域

在"多雾（气），多水"的本义基础上，"淫"从状态域进入动态域，由名词转类为动词。

首先，根据自然规律，水或雨过多，自然要发生"浸渍"。所以，《说文》又有："淫，侵淫随理也。"（本义：浸淫；浸渍。徐锴注：随其脉理而浸渍也。）这一义项在人相似性联想的机制下，不断衍生出多个具有相关性的义项。例如，《文选·陆机》："足于性者，天损不能入；贞于期者，时累不能淫。"（李善注：淫，犹侵也。）这里的"淫"有"侵犯"之义，"淫"作为动词的本义——"浸渍"是从一个空间领域渗入另一个空间领域，自然也是对后一个空间的入侵和冒犯。所以此义项是在本义基础上，从空间域向政治域的转向。

"浸渍"表示从一空间到另一空间的转移，这一含义被《黄帝内经》充分发挥，使"淫"的动词表现力更为丰富。

例如，《灵枢·病传》说："大气入脏，腹痛下淫，可以致死，不可以致生。"（译释：淫邪之气流入脏内，腹部作痛，浸淫下焦，这都可以使人致死，而不可以使人生命再延续下去）《素问·经脉别论》说："淫精于脉。"对于以上两句的"淫"，《释名》说："淫，浸也，浸淫，旁入之言也。"可见，两个"淫"都是"浸淫"之义。但根据上下文，第一个"淫"具体指"气太过"，中医认为脏气过多发生逆乱可以致病，甚至使人死亡；第二个"淫"则指"渗透"，表示血脉对精的充分吸收。

又如，根据人的基本认知，"浸渍"得度可使物体得以"滋养"。《素问·经脉别论》说："食气入胃，散精于肝，淫气于筋。"（译释：食气进入胃中，布散精微于肝，转输精气于筋。濡润着周身筋络）相反，"浸渍"过度则可发生"泛（放）滥"。《灵枢·邪客》有证："邪得淫泆。"（译释：邪气泛滥）[《国语·越语》韦注"淫泆（佚），放滥也"。]放纵，无节制的"放滥"势必为"害"。《素问·六元正纪大论》说："胜复淫治。"（译释：胜气，复气，邪气和平治之气）这里，"淫"就有"淫害"的内涵，通过转喻成为淫害之气，即邪气。"淫害"常造成"乱"象。《素问·八正神明论》有："淫邪乃起。"淫邪指阴阳逆乱之气，"淫"有"逆乱"的内涵，通过转喻成为阴阳逆乱之气。《素问·四时刺逆从论》也有："反之，则生乱气相淫病焉。"（译释：反之则发生气机逆乱而渐成病）

以上，从"浸渍"到"侵犯、浸淫（气太过，渗透）、滋养、泛滥、淫害、逆乱"等的延伸，实质上正是人在体验基础上的认知发展。

六 "淫"的多义化模式

对《黄帝内经》里"淫"的各义项进行梳理，可以得到这样的图示：

这一图示正是 Lakoff "辐射状范畴"（radial category）和 Taylor "语义链"（meaning chains）模式的组合。如图所示，"淫"的多义化非常符合原型范畴理论的观点："淫"是多中心结构，具有"旋转的雾团；多雨（水）"和"浸渍"两个原型范畴，它们处于中心凸显位置，彼此

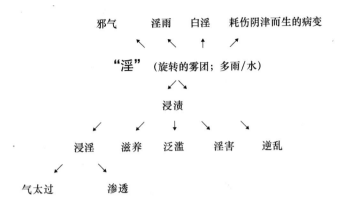

通过家族相似性获得联系；其他引申义项围绕原型呈辐射状展开，它们之间并不具有相同的必要和充分条件（如："邪气"与"淫雨"、"滋养"与"逆乱"之间的巨大差异），但因共享的原型而具有或近或远的家族相似性（如"邪气"与"淫雨"、"滋养"与"逆乱"都有"多"的特征）。同时，"淫"的多个义项还表明："决定范畴内涵的属性及数目是不确定的，相对于人的认知需要有所变化。"（赵艳芳，2011：61）正是在对原型范畴认知的基础上，人对自然物状与性质、运动等的相似性展开联想，使"淫"在自然域与医学域，物态域与动态域之间穿梭，成为典型的多义词。另外，"浸淫，滋养，泛滥，淫害，逆乱"几个动词引申义的边界模糊，它们相互交叉、重叠与渗透，有时甚至被融合到另一义项中，这也是原型范畴化认知的一个特点。实际上，这些特点在十个所选多义词里都有反映。

总之，从对"淫"原型义项和延伸义项的剖析中可以看到：人的认知遵循从近到远、从具体到抽象、从简单到复杂的原则，逐步认知事物，从而获得概念这一规律。正是通过对具体域、抽象域以及中医域的映射，一系列和"淫"有关的词语得以创制，扩大和丰富了汉语的词汇系统。

第二节 纪

一 原型义项（本义）

"纪"是以"己"为声旁，以"纟"为形旁的会意兼形声字。"纪"的繁体部首为"糸"，在甲骨文里它的形状就像一小把丝被拧在一起，所以，被用来表示"线丝"，最早的"纪"即与此有关。对此，《说文》有证："纪，丝别也。"（纪，丝的另一头绪。）《淮南子》记载："茧之性为丝，然非得工女煮以热汤而抽其统纪，则不能成丝。"《墨子》也说："譬若丝缕之有纪，网罟之有纲。"《礼记·礼器》还有："众之纪也。（丝缕之数有纪）"这些描述证明了"纪"的原型范畴是：丝的头绪（即开端）。

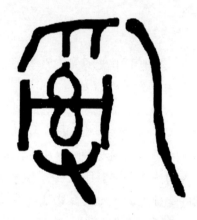

中间为"糸"的甲骨文

资料来源：http: //blog. sina. com. cn/s/blog_ b015fab60101c5ml. html。

二 时间域

"丝"可以环绕成圈，"纪（丝的头绪）"又使丝缕变得有条理，根据这一认知，"纪"被隐喻为"纪年"单位，但这一单位总是因认知角度的不同而发生改变。例如，李商隐的《马嵬》说："如何四纪为天子，不及卢家有莫愁。（四十八年的天子，也难保妃子性命。若为平民，或许得享天年呢）"这里"纪"表示"十二年"，这是因为古人认为岁星（即木星）绕太阳一周约需十二年。但是，《抱朴子》说："罪大者夺纪。"（减损寿命三百天）这句里的"纪"又变成了"三百天"。

"纪"作为纪年单位在《黄帝内经》里的义项改变尤为突出。

《素问·六微旨大论》说："日行一周，天气始于一刻，日行再周，天气始于二十六刻，日行三周，天气始于五十一刻，日行四周，天气始于七十六刻，日行五周，天气复始于一刻，所谓一纪也。"中医认为，天气终而复始为一小会，六气始终的刻分数每四年为一周期，所以，这里的"一纪"为"四年"之义。

《素问·天元纪大论》说:"而七百二十气为一纪,凡三十岁。"(译释:七百二十个节气为一纪,共三十年)根据中国古代历法,地运五年一周,五年一百二十个节气,天气六年一周,共七百二十个节气,合三十年为一纪。所以,这里"纪"为"三十年"之义。

《素问·六微旨大论》说:"上下有位,左右有纪。"(译释:司天在泉主治各有其位,左右间气运转各有其纪)古人认为六气始终的刻分数每四年为一周期,"一纪"可以被视为"四年"。而该句的"纪"被反过来转指六气循环的规律,表示"周期"。

《素问·五常政大论》说:"三气之纪,愿闻其候。"(译释:遇平气、太过、不及之时节,我希望了解其候怎样)"平气"是中国古人推算节气的一种方法。古代历法把一周年平分为二十四等分,定出二十四个节气。从立春开始,每过15.22天就交一个新的节气,这样定的节气叫作平。该句里"太过""不及"被视为与"平气"类似的节气,在中医里有特殊含义。具体说,"太过"指运气盛而有余,"不及"指运气衰而不足,"平气"指运气若非太过又非不及。中医认为,在三种不同岁月里,人所表现出来的症候不一样。可见,这里的"纪"表示时间,为"时节,节气"之义。

干支纪年年日上起时日法表					
月 年	甲 己	乙 庚	丙 辛	丁 壬	戊 癸
子	甲 子	丙 子	戊 子	庚 子	壬 子
丑	乙 丑	丁 丑	己 丑	辛 丑	癸 丑
寅	丙 寅	戊 寅	庚 寅	壬 寅	甲 寅
卯	丁 卯	己 卯	辛 卯	癸 卯	乙 卯
辰	戊 辰	庚 辰	壬 辰	甲 辰	丙 辰
巳	己 巳	辛 巳	癸 巳	乙 巳	丁 巳
午	庚 午	壬 午	甲 午	丙 午	戊 午
未	辛 未	癸 未	乙 未	丁 未	己 未
申	壬 申	甲 申	丙 申	戊 申	庚 申
酉	癸 酉	乙 酉	丁 酉	己 酉	辛 酉
戌	甲 戌	丙 戌	戊 戌	庚 戌	壬 戌
亥	乙 亥	丁 亥	己 亥	辛 亥	癸 亥

中国传统干支纪年法

资料来源:http://baike.sogou.com/v8862031.htm。

《素问·六元正纪大论》说："辰戌之纪也。"（译释：凡地支为辰戌之年）干支纪年是中国古代的一种纪年法，即以甲、乙、丙、丁、戊、己、庚、辛、壬、癸十天干和子、丑、寅、卯、辰、巳、午、未、申、酉、戌、亥十二地支按照顺序组合起来纪年，所以，该句的"纪"为"标志之年"，这里具体指"干支纪年"，现在它仍被作为我国传统纪年法沿用。

将以上"纪"在《黄帝内经》里表示不同时间概念的意义进行梳理，可以用图表示为：

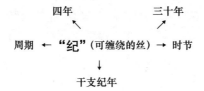

这一图示正例证了 Lakoff 的"辐射状范畴"（radial category）模式的组合。从中可以看到，由于古人对历法知识的认知在发展，所以作为历法单位的"纪"也在不断发生变化，但它们都是基于原型义项的延伸，而且都有很大的家族相似性。补充一点，由于人无论身处任何社会或任何时代，历法都与其生活休戚相关。所以"纪"的历法内涵得到广泛使用并得以延续与保存，很多相关义项纷纷引申而出，有属于地理域的"地质年代分期"，如：侏罗纪；有属于历史域的"文化发展方面的一个时代或时期"，如：中世纪；有属于文学域的"体裁本纪，以帝王传记为中心叙述史实"，如：《史记·高祖本纪》等。

三 抽象域

"纪"表示"丝缕的头绪"，围绕这一具体"头绪"，很多具有家族相似性的抽象意义得以延伸。

首先，是抽象化的"头绪"，即"复杂纷乱之事情中的条理"。对此，《方言十》有证：纪，绪也。以"头绪"作为原型义项，围绕其凸显特征，《黄帝内经》对"纪"进行了多角度的发挥。

《灵枢·营气》说："精专者，行于经隧，常营无已，终而复始，是谓天地之纪。"（译释：其中最精纯的部分，则行于脉道之中，经常营运不息，终而复始，这是自然的规律）该句的"纪"为"规律"之意。中医认为"营气"是水谷化生营运于脉中的精微物质。通俗地说，也就是人体必需的各种营养物质，它的化生、运行和功能发挥都是有"规律"可循的。

《素问·六元正纪大论》说："五运六气之应见，六化之正，六变之纪何如？"（译释：五运六气的表现，六气生化的正位，六气变异的常规如何？）这里，"纪"与上文的"正"相呼应，表示"常规"之意。在中医里，"六气"指的是人体生命活动的六种基本物质。《灵枢·决气篇》说："予闻人有精、气、津、液、血、脉，予意以为一气耳，今乃辨为六名，予不知其所然。""六气者有余不足，气之多少，脑髓之虚实，血脉之清浊，何以知之？"（马莳注："精、气、津、液、血、脉，分而言之则有六，总而言之则曰气，故此谓之曰一气，而下则曰六气。"）从这些记载可以看到：因为主客观原因，人的"六气"常发生各种变化，这是一种常见的规律。

以上两例里的"纪"表示"规律，常规"，指"事物之间内在的必然联系"，与"头绪"的内涵极为相似。

在"头绪"的基础上，"纪"还延伸出"纲领，纲纪"的义项。《韩非子·主道》有证："道者，万物之始，是非之纪（纲领）也。"对此，《灵枢·始终》有："明知终始，五藏为纪，阴阳定矣。"（译释：要明确知晓"始终"的意义，应以五脏为纲领，然后分别确定阴阳各经的部位）这里，"纪"为"总要"之意，也就是"纲领"。《素问·至真要大论》也有："天地之大纪，人神之通应也。"（译释：这是天地之纪生化的纲纪，人的生命活动与其相通）该句的"纪"也是表示"纲纪"，具体指起指导作用的原则。

基于"头绪"的引领性与重要性，"纪"还延伸出"要领；法则"等。《吕氏春秋》有证："义也者，万事之纪（要领）也。"《吕氏春秋·孟春》也有证："无变天之道，无绝地之理，无乱人之纪（法则）。""要领；法则"里都蕴含有一定的规律可循，一定的道理可讲。根据这一认知，《灵枢·玉版》说："夫子之言针甚骏，以配天地，上数天文，下度地纪。"（译释：先生说针刺的作用很大，在自然界可以与天地相配，上合于天文，下合于地理）这里的"地纪"也就是"地理"，即"大地的记述"。东汉思想家王充这样解释："天有日月星辰谓之文，地有山川陵故谓之理。"中医认为，犹如天文地理有其自然规律，针刺也有其内在"要领或法则"。对此，《白虎通》有证："纪者，理也。"这里的"理"正是"要领或法则"之义。

"要领；法则"经过整理、提炼和实践，可以形成一定的"理论"，反过来又指导实践，所以，"纪"进一步被延伸为"理论"。例如，《灵枢·官能》说："余推而论之，以为一纪。"（译释：我推究其中的道理，经过归纳整理，成为系统的理论）这里的"纪"就是表示通过归纳整理而形成的完整系统，即理论。

"纪"的以上各义项可以用 Taylor 的"语义链"（meaning chains）模式进行建构：

"纪"（丝缕的头）→头绪→常规→纲领/纪→要领/法则→理论

从这一图示可以看到：各个义项层层递进，在程度上不断加深，层与层之间关系紧密，但新义项离本义越来越远，几乎难以看出彼此之间的相似性。这一图示也生动显示：在语言产生初期，人们创造的词汇主要用来表达具体事物，但随着认知的不断深化，人们趋向于借助具体概念表达抽象思维，很多词语被赋予了更为丰富的抽象概念，这是本书所有多义词的特征。

四 动态域

在"丝缕的头绪"基础上，古人把"纪"也活用为动词，但动词义项同样基于名词本义。首先，中国古人有用丝线拴在物上以表示记号的习俗。"纪"既然是"丝缕的头绪"，那么作为丝缕的一部分，它就可以被作为"标志"使用。对此，《广雅·释诂》有证："纪，志也。"做"标志"的目的是为了清楚而快捷地辨认，所以"纪"又被延伸出"辨认"之意。例如，《素问·五常政大论》说："愿闻平气何如而名？何如而纪也？"（译释：我希望了解平气如何命名？又该如何辨识？）

此外，作为"丝缕的头绪"，"纪"能把丝缕统一固定在一起。也就是说，只要有"纪"，丝缕可得以梳理，就不会散乱。这层含义使"纪"延伸出义项："治理，处理。"对此，《国语·周语》有证："纪农协功（治理农事，协同工作）。"陶潜《移居》也证："衣食当须纪。"（穿的吃的需要自己亲自去处理）这一含义在《素问·至真要大论》也有："主岁者纪岁，间气者纪步也。"（译释：司天在泉统主一年的生化，左右间气统主一步的生化）这里的"纪"表示"统主"也就是"治理"的意思，这正是基于"理好开头，丝缕就能被固定，不会散乱"这一现象的认知。

五 "纪"的多义化模式

将三个不同域中"纪"的各义项进行梳理整合，又可以得到这样的图示：

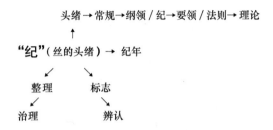

如图所示，"纪"的多义化非常符合原型范畴理论的观点："纪"既有具体事物的所指，更有抽象概念的隐喻；既有静态，也有动态。它的各义项范畴呈多中心结构，不同义项常有不同原型（如："整理，标志，纪年"以物态的"散丝的头绪"为原型；"规律，纲领，道理"以抽象的"头绪"为原型）。

各原型之间又能通过家族相似性获得联系。从"纪"的名词义项还可以看到，在中心特征不变的情况下，"头绪"从"散丝的头绪"中分裂出来并成为与其他词义联系最多、最有语义渗透力的义项。这个变化过程正是"原型分裂"现象的生动例证，它表明：原型并非固定不变，而是随着人类对世界认知的发展不断运动，具有灵活性与可塑性。此外，从这一图示还可以看到：从"纪"延伸出的多个义项要么以辐射模式要么以语义链模式演变而来。所以，辐射型与连锁型并非对立，相反，绝大多数情况下，两种模式是相互交织，相辅相成的。

第三节 故

一 原型义项（本义）

从构造来看，"故"是以"古"为声旁，以"攵"为形旁的形声字。"攵"的最早写法是"攴"，为象形字，是一个常见的字符，其甲骨文的形状像"用手持杖或鞭进行击打"，所以，以"攴（或'攵'）"为偏旁的字的本义多为：鞭打、敲打。"打"的目的是去"役使"，所以，"故"有了"使做……"之意，《说文》有证："故，使为之也。"

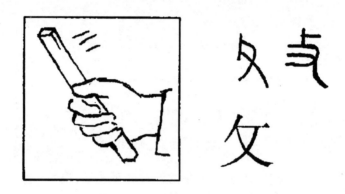

"攵"的象形
资料来源：http://cncharacter.blog.sohu.com/105547343.html。

《说文》又有："古，故也。"可见，"故"的另一本义与其声旁"古"一样，是"老，旧，过去的，原来的"的意思，而且这一个意思使用更广，以它为核心延伸出的义项也最多。例如，《史记·项羽本纪》说："君安与项伯有故？"（故：旧识；旧交）《论语·为政》有："温故而知新，可以为师矣。"（故：旧的事物）《庄子·天运》则有："变化齐一，不主故常。"（故：旧法、旧典、成例）

综合以上二者，可以看到，表示差遣使用的"役使，使做……"和以"古"为凸显特征的意义正是"故"的原型义项（或本义）。

二 逻辑域

正是"役使"使"做某事"成为可能，二者之间具有逻辑关系，基于此，"故"被引申为"缘故，原因"。对此，《素问·腹中论篇》有证："此饮食不节，故时有病也。虽然其病且已，时故当病，气聚于腹也。"（译释：这是由于饮食不注意，所以有时会复发，另一种情况是，病虽接近痊愈，因为受风，冷气聚于腹中，这也是要复发的）这里的"故"就是指"原因"，中医认为，病的原因与饮食具有必然的因果关系。

另外，"因"为"果"之本。中医非常强调病因，只有根据病因才能找准治病的关键点并确定一定的准则。基于这一思想，《素问·长刺节论篇》说："刺筋上为故，刺分肉间。"（译释：刺的准则，是在筋上，刺筋要刺在肌肉相合的地方）中医认为，因为不同的病痛起于不同的病位，所以在给病人进行针刺治疗时，必须找准患病位置，或者说，患病位置是决定针刺位置的关键。可见，在"医理"这一"因"的指导下，针刺的准则得以明确，这是一种隐形的因果关系。这里，"故"被延伸为"关键，准则"之意。

三 方法域

根据"关键，准则"可以形成一定的"方法"，所以，"故"还有"法"之意。《吕氏春秋·知度》高注有证："故，法也。"对此，《素问·长刺节论篇》也有说："视痈大小深浅刺，刺大者多血，小者深之，必端内针为故止。"［译释：察看痈的大小深浅（以取其脓），一定要用端直进针的方法］

四 疾病域

以"古"为凸显特征，"故"可以使人联想到"已经发生的事情"。《周礼·天官·宫正》有证："国有故。"（故：已经发生的意外或事变）《左传·昭公二十五年》也有证："昭伯问家故，尽对。"（故：已经发生的事）这层意义在《黄帝内经》里被更加具体形象化。例如，《素问·六元正纪大论》说："有故无陨，亦无陨也。"（译释：有病而用相应的峻猛药物，既不伤害母体，也不会损伤胎儿）这里的"故"指"大积大聚之病"。对此，王冰有证："故，谓有大坚症瘕，痛甚不堪。"其实，"长期积聚的病"这一含义其实也是对"旧事物"的一种隐喻用法，是一种具体化的引申。

五　"故"的多义化模式

将"故"在《黄帝内经》里的各种义项进行总结，可以用图表示为：

大积大聚之病　←（古）**"故"**（役使）→　原因 →　关键、准则
↓
方法

可见，在原义基础上，"故"的多个意义构成了一个连锁模型，新的意义从源点不断释放，形成了线性的轴，表面上，彼此似乎没有关联，但实际上通过追本溯源，一个意义的形成受到了其他意义的冲击。

第四节　宗

一　原型义项（本义）

从字形分析，"宗"的甲骨文神似建筑，它是由表示房屋的"宀"和表示神祇的"示"合成的会意字，本义为"供祀祖先的宫庙"。《说文》有证："宗，尊祖庙也。"《孔子家语》也有证："故筑为宫室，设为宗祧。"

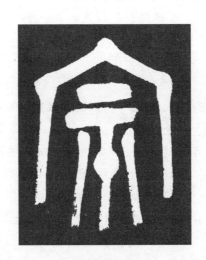

甲骨文"宗"

资料来源：http：//blog.sina.com.cn/s/blog_67bbc8280100r37r.html。

二　物质域

以"祭祀、祖庙"为凸显特征，"宗"使人自然联想到：祖先。根据古人习俗，在祭祀祖先的同时也祭天敬帝，"宗"使人又联想到：为众人所师法的神灵或人物。

《黄帝内经》对这些义项进行发挥，使"宗"更加多义化。

首先，《素问·重广补注黄帝内经素问序》说："诚可谓至道之宗，奉生之始矣。"这里，"宗"与"始"互为呼应，"宗"有"祖；本源；典范"之义，"始"有"基础；根本"之义，它们共同反映了《素问》在医学史上作为"典范性本源"的地位。其次，《素问·平人气象论》说："其动应衣，脉宗气也。"（译释：其脉搏动应手，这是脉的宗气）"宗气"即统领各气的主气，是生命活动的根源条件。对于它的功能，《灵枢·邪客》说："宗气积于胸中，出于喉咙，以贯心脉而行呼吸焉。"《医旨绪余》更说："宗气者，为言气之宗主也……及其行也，肺得之而为呼，肾得之而为吸，营得之而营于中，卫得之而卫于外。"从这些描述可知，宗气聚积胸中，从喉咙呼出，有维持气血运行、心脏运动和肢体活动等能力，凡语言、声音、嗅味等都与它有关。还有，《素问·解精微论》说："水宗者积水也，积水者至阴也，至阴者肾之精也。"（译释：水的来源，是体内积存的水液，而积存水液的，是至阴，至阴就是肾脏之精）《甲乙经》里把"水宗"解释为"聚精"，具体地说，在人体内，水的来源是肾精，来源于肾精的水受到精的辅佐与裹藏，不能自出，成为"积水"，而这一"积水"正是人体内所有"水"的根本。

通过以上对"中医学之宗，气之宗，水之宗"的分析可以看到：经过隐喻性转化，"宗"从建筑域"祖庙"过渡到人物域"祖先或为众人所师法的神灵（人物）"，再到《黄帝内经》里的各种物质，实现了由远而近，从一般到特殊的转化。它们都以"尊，主"为凸显特征，体现出唯我独尊之显赫地位。可见，用原型理论来理解"宗"的多义具有极大的便利与逻辑性。

三　属性域

在中国传统文化里，一个庙里只供奉同一组先的分支，所以，

"庙"具有专一性和排他性，由此，引申出义项：派别；生物的分类单位。《素问·至真要大论》有证："各安其气，必清必静，则病去衰去，归其所宗，此治之大体也。"（译释：各自安定其气，必使清平静谧，病邪就会衰退，诸气各归所属，这是治病大法）中医非常重视"气"的所属，不同的"气"存在于不同的体位，有着不同的运行方式与方向，如果偏离各自所属，就会产生"邪气"，邪气是致病的主要原因。使气"归其所宗"意味着"气"有各自不同的"宗室"，也就是有不同的类属，这正是"派别；生物的分类单位"之义的凝结。

四　动态域

"祖庙"主要是用来祭祀和供奉祖先的，在此意义上，"宗"被转类为动词。首先，对祖先祭祀的心理源于对祖先的"尊崇"，对此，《诗·大雅》有证："食之饮之，君之宗之。"（译释：吃肉，喝酒，把他当君王进行尊崇）这里的"尊"有"尊敬，崇拜"之义。《仪礼·士昏礼》也有证："恭听，宗尔父母之言。"这里的"尊"有"尊重"之义。"尊崇（重）"自然引发了"向往"之心，所以，《史记》说："武王已平殷乱，天下宗周。"（译释：周武王灭了商朝，天下归附周朝）该句里的"宗"有"归附"之义。《书·禹贡》说："江汉朝宗于海。"该句的意义为：百川入海，比喻大势所趋，人心所向。这里的"宗"为"奔向"之义。因为"向往"自然愿意"模仿，学习"，由此"宗"引申出"取法（follow）"之义项，这是从心理域到思维域的过渡。例如，《楚辞·招魂》说："室家遂宗，食多方些。"（译释：一家宗亲聚集在一起，互相效法，使会餐食品多样化）这里的"宗"就是"以某件事情为榜样，模仿来做或作为借鉴以便发扬"的所指。

以上"宗"的各种义项被《黄帝内经》整合，反映出人对事理的一种全面认知。例如，《素问·六元正纪大论》说："别其宗司。"（译释：区别气运岁时的统治分司）中医认为，岁时因"尊崇"气运而"效法"并"归于"气运的"统治"，换言之，"气运"犹如权威可以控制、支配和管理"岁时"的制定。总之，"宗"作为动词的跨域转换反映了人们对世界感知的方式、策略与途径，是家族相似性之理据的生动例证。

五 "宗"的多义化模式

根据以上对"宗"各种意义的分析，再次证明：词义在发展变化中，并非被逐一淘汰、替换或消失，而是彼此共生共存，它们不朝某一固定方向发展，也不以某一固定模式变化。按照王文斌教授的理解，它更像一个"仙人掌模型"：词的基本义（原型义项）犹如仙人掌的主茎，其他引申义通过连锁或辐射型的方式朝多方向延伸（2007：264）。原型义项具有强烈的文化气息，这一气息反映的是本民族最为基本的价值观，与文化中最为基本的概念隐喻结构相一致，其他义项通过一定的家族相似性相互关联，形成一体。这些义项影射着基本的价值观之下的亚文化、群体文化，甚至个人价值观，这种种文化又对概念的多样化产生直接的影响，这也就是一词多义的根源。

对"宗"的义项关系进行梳理，其呈现方式正好似一株"仙人掌"：

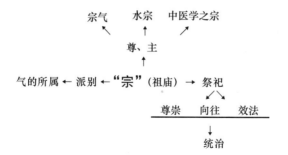

这一"仙人掌模型"更具具体形象性，极富民族气息，但实际上它也是辐射型与连锁型相互交织而成的，体现出一种阐释和扩展关系。可以看到：除了与前面几个多义词的原型认知特点一致外，"宗"的多义化更凸显出：范畴内各成员之间地位与级别的不平等。具有共同属性的成员是建立在本义之上的中心成员（如：尊、主），体现了该范畴最具典型性的特征，其他成员分为非典型成员（如：宗气、水宗）和边缘成员（如：统治），彼此之间有隶属程度的差异。具体地说，"宗"以原始义（祖庙）为中心向四面辐射，形成多个节点（如：尊、主和祭祀），每个节点上又延伸出更多的节点，这些节点或多或少地与原始义有关联，它们都是该词的派生义。离中心越近的义项与原义的家族相似性越高，反之亦然。各个派生义项还可能相对独立，但它们也可能直接回溯到另一个中心。

第五节　度

一　原型义项（本义）

剖析"度"的构字，可以看到："度"由"又，广，廿"三个部件构成，其中，"又"是形旁。"又"为象形字，从字形演变可以看出它像一只右手的样子：

在古代，人们多用手、臂等来测量长度。"广"就像一面敞开的房子，而"廿"是牛头的象形——""，所以，被引申表示为：牛。

综合几个组字部件的含义，"度"的原始义就是"用手测量牛棚大小，看能容纳多少头牛"。这一原始义因为使用范围狭窄，逐渐被人淡忘，但作为"测量"的含义却得以保留并被广泛使用。对此，《说文》有证："度，法制也。"（译释：度起于人手取法）《孟子》也有证："度然后知长短。"

二　（动态）测量域

"度"作为"测量"的含义在《素问·皮部论》里也有证："余闻皮有分部，脉有经纪，筋有结络，骨有度量（译释：骨的分布有大小长短），其所生病各异。"中医认为，人的骨节是以可被测量得出大小长短的。可见，这里的"度"就是"测量"之意，这是对本义的直接使用。

三　（动态）思维域

"度"从数学域逐渐延伸到思维域。例如，《灵枢·寿夭刚柔》有证："谨度病端。"（译释：认真揣度发病的经过）中医重视经验，很多病因的查询不是依靠医疗器件而是依赖医生在长期临床实践基础上的一种判断，该句的"度"就是"揣度"，即一种谨慎的"推测"。

四 （动态）心理域

"度"的引申不仅触及人的思维，还触及人对时间和空间的认知，有"度过，经历"之义，很多词语与此有关。例如：度假、度日如年等。与时间相关的，《素问·上古天真论》有证："余闻上古之人，春秋皆度百岁。"（译释：我听说上古时代的人，都能够年过百岁）与空间相关的，《素问·经脉别论》也有证："度水跌仆，喘出于肾与骨。"（译释：因渡水或跌仆，喘息归属肾与骨）两句里的"度"都有"过"之意。虽然第二个"度"又被注：通"渡"，但本书作者却认为，"度"在空间域中的使用不无道理：何以能"渡"水？这是因为在心里对它做过"测量"，换言之，"渡"是"推测"后的结果。"暗渡陈仓"可被写为"暗度陈仓"，同样可以例证这样的认知：何以能"渡"陈仓？也是因为心里对"陈仓"做过一定的"测量"，即估量。后人在表示空间概念时，之所以用"渡"代替"度"，可能是为了避免混淆。可见，无论是时间上的"经历"还是空间上的"渡过"，它们都是"由此及彼"的一个转移，这与测量事物时，从一端到另一端的连接这一认知心理何等相似？这一剖析诠释了原型范畴理论的观点："词不能以一个事物成为范畴成员所必须满足的必要条件和充分条件来决定其意义，意义是由心理过程（即原型）来决定的。"（赵艳芳，2011：92）

五 （静态）具体域

基于对"测量"这一行为的认知，"度"不仅可以作为动词使用，还被转类为名词，引申义项更加丰富。"度"的名词与动词一样，都与"测量"有关，只不过它是静态含义，即"计量长短的标准，尺码"。《说文》有证："度，法制也。按，五度，分寸尺丈引也。人手取法。"古人用手来测量事物长短，形成分、寸、尺、丈、引五种度量单位（原始人布指为寸，布掌为尺，舒肘为丈）。所以，"度"的本义，也就是它最常用的意义是"按一定计量标准划分的单位"。如：温度、湿度、浓度、弧度、角度等。这一含义在《黄帝内经》里得到扩展，使"度"的多义化更加得以凸显。例如，《素问·著至教论》说："愿得受树天之度，四时阴阳合之。"（译释：我愿得到树立的天度，合于四时阴阳的变化）这里，"度"即"度数"，"天之度"指天运（各种自然现象无心运行而自动）的度数。古人认为，只有确定天运的度数，才能观察宇宙的运动，这里的"度"实际上是一个具体的尺度。

六 （静态）抽象域

在"度数"这一模糊意义的基础上，名词"度"分两条路径分别引申出多个义项，一条属于人的思维域，表示"法度"。《左传·昭公三年》有证："公室无度。"（度：法令制度）这一含义在《灵枢·邪气藏府病形》里又被转换为："高下有度乎？"（译释：部位的在上在下，有一定的标准吗？）

名词"度"的另一条路径属于程度域。例如，汉朝贾谊在《论积贮疏》里说："生之有时而用之亡度，则物力必屈。"（度：限度）《灵枢·本输》里有此用法："五脏之所溜处，阔数之度，浅深之状。"（译释：五脏之气的流行灌注到经脉、络脉、孙脉都有一定的宽窄程度和浅深情况）

以上两句里的"度"都是医生对外邪伤人位置或对经脉宽窄的一种主观判断，意为"标准"和"程度"，它们都是"度数"的进一步引申。

七 "度"的多义化模式

对以上"度"的各义项进行梳理，可以得到这样的图示：

度过　渡过

（用手测量牛棚，看能装多少牛）←**"度"**（测量）→推测

度数

标准　程度

从图示可以看到，随着社会的进步，"用手测量牛棚，看能装多少牛"的本义因适用范围狭窄而让位于"测量"，"测量"处于中心凸显位置，与其他义项关联最为紧密，最能使各义项的家族相似性得以显现。在实际运用中，它也是进入语言使用者脑海的第一义项，是其他义

项的认知参照点，所以可被视为典型的原型范畴。"度"从本义到原型义项的改变是"原型转换"的又一特例。同时，从图示还可以看到：因与原型"测量"属性程度上的差异，各个引申义项距离中心位置或远或近，出现地位与级别上的不平等，而这一不平等使"度"的含义不断扩大，成为典型的一词多义。

总之，"度"在《黄帝内经》中的多义化再次表明：多义范畴难以用某个共同的语义特征或特征集束来概括。其他义项中虽存在着一个核心概念，如"测量"，但并没有通过上下位关系与它相联系，而是通过家族相似关系与之相连，相邻的节点之间因语义扩展的关系（往往通过隐喻映射或转喻映射）而共有某些属性，如"推测"里含有"测量"的属性，但不相邻的节点却不一定有共同的属性，如"渡过"与"测量"的含义已经大相径庭。

第六节　救

一　原型义项（本义）

根据字形，"救"是以"求"为声旁，以"攴（pū）"和"求"为形旁的形声字。"求"指皮衣，"攴"意为"行动，执行"。"求"与"攴"合起来表示"严寒中给人送去皮衣"。古人把狩猎获取的兽皮制成简易衣服，用来遮羞避寒，也作为礼物进行馈赠，帮助他人渡过严寒。随着社会的进步，服装不断发生进化，兽皮做的衣服已不再是社会主流，所以，"救"的原始义发生转变，"严寒中送皮衣"的含义逐渐被人淡忘，但"给予帮助，使之脱离危险或解脱困难"的内涵得以保存。《广雅》有证："救，助也。"这一含义成为"救"的凸显特征并被广泛使用。例如，《卖柑者言》说："民困而不知救（帮助）。"《战国策·赵策》也说："求救于齐。求助（拯救）于人。"

"救"的本义及其延伸词义可以用 Langacker 的"网络模型"进行解释。Langacker 认为，在多个意义中，有些处于中心位置，或者说，具有原型性。在一定程度上，这些意义通过范畴化形成了网络。（Among these "senses", some are more central, or prototypical, than others. To some extent the senses are linked by categorizing relationships to form a network.）（2007：36）Langacker 把这种范畴划分为两种关系：阐释关

系（elaboration）和扩展关系（extension），可以分别图示为：

阐释关系：

A → B（A 为图形式，B 为具体所指，B 对 A 做出阐释）

对"救"的义项进行梳理，首先可以得到这样的图示：

救 → 给予帮助，使脱离危险或解脱困难

这里，救是"救"的金文大篆体，酷似一个人用手捧着皮衣在赠送，后面的文字是对这一意象的说明，这正是"阐释关系"惟妙惟肖之体现。

至于"扩展关系"，可以在接下来的图示中得以说明与例证。

二 治疗域

在"帮助"的本义上，《黄帝内经》对"救"的内涵进行了极大的发挥与扩展。

《灵枢·官能》说："遇岁之虚，救而不胜，反受其殃。"中医认为，救助保护病人，使其得到适时治疗，必须掌握气候变化的情况，否则反而会使病情趋于危险。该句的"救"表示"拯救和帮助（病人）"，即"救助"之义。

《素问·八正神明论》说："工候救之，弗能伤也。"（译释：医生通过观察星辰八正而对疾病加以预防，使八正之虚邪不能侵袭至骨而入伤五脏）中医重视"治未病"，医者对患者的"救助"还在于"预防"。该句的"救"是"预先做好防备"的意思，即"预防"之义。

《素问·八正神明论》还说："上工救其萌芽。"（译释：高明的医生在病的萌芽状态就进行治疗）医者对患者的"助"更在于"治疗"。这在《吕氏春秋》里也有证："是救病而饮之以堇也。"该句的"救"表示"干预或改变特定健康状态的过程"，即"治疗"之义。

"治疗"能帮助"恢复"，这层含义为《素问·五常政大论》所用："长气斯救，大火流。"这里的"救"表示"恢复"。古人发现，一旦夏天的长气得以恢复，炎热就会流行，这是对自然现象的基本认知。

总而言之，以上的"救"分别表示"救助；预防；治疗；恢复"，它们都是原型义项"助"的具体化。

三 控制域

"帮助"的目的在一定程度上是"制止，阻止"疾病等不幸的发生，所以，《说文》有解："救，止也。"《周礼·大司徒》有证："使之相救。"（注：救，救凶灾也，表示阻止之义）在《素问·方盛衰论》里也有："心气虚则梦救火阳物。"中医认为，气虚会使人胡乱做梦，心气虚就会梦见救火和见到雷电，这是中医对自身体验的一种认知。"救火"即制止火势蔓延，阻止火灾发生。另外，《素问·评热病论》说："以救俯仰。"［这句有不同版本的译释。郭霭春认为王注："止屈伸于动作，不使劳气滋蔓。"最为精辟，所以把它解释为："注意休息，防止动作。"（2012：197）］"救"同样是"制止"之义。

四 "救"的多义化模式

Langacker 认为除阐释关系（elaboration），范畴化的形成还有扩展关系（extension）（2007：36），可以图示为：

A ··· → B（A 具有原型性，B 具有边缘性，B 通过某种相似或联系从 A 扩展而来，发生扩展的认知机制为隐喻、转喻和意象图示等。）

"救"在《黄帝内经》里的多个义项就可以通过图示展现出这样的关系：

"救"（帮助）→ 救助 → 预防 → 治疗 → 恢复
        ↓
    阻止 制止

从图示可以看到，"帮助"与其他义项具有最多家族相似性，最有语义凝聚力，所以是原型义项，处于中心凸显位置。其他义项要么呈散射点式连接（如："救助"与"阻止"的关系），要么呈链条式连接（如："治疗"到"恢复"的关系）。总之，"救"的多义化把 Lakoff、Taylor 和 Langacker 的观点进行了整合，对词的引申途径做出了生动例证。

第七节　厥

一　原型义项（本义）

根据汉字的分类，"厥"也是形声字。它的部首是表示"石崖"的"厂"，所以，"厥"首先有了"石块"的含义。《说文》有证："厥，发石也。"《荀子》也有证："和之璧，井里之厥也，玉人琢之，为天子宝。""厥"的另一部分是"欮"（jué），同时也是声旁。"欮"又由"屰、欠"两部分构成，其中，"屰"在古代相当于"逆"，表示"不顺"；"欠"指"身体稍稍向上移动"。"屰"与"欠"联合起来表示"上半身憋气（发力）"。综上所述，将"厂"与"欮"合起来形成"厥"的本义：憋气发力，采石于崖。

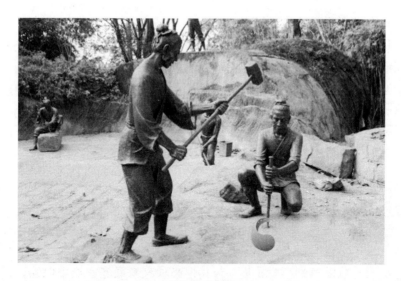

宋代采石场景

资料来源：http：//news. gscn. com. cn/system/2013/09/25/010462302. shtml。

二　程度域

在古代，采石很辛苦，是一种接近体力极限的劳动，必须用尽全身之力，所以"厥"引申出"尽、极，绝"之义，表示较深和较广的程度。《素问·重广补注黄帝内经素问》有证："将欲敛时五福，以敷锡厥庶民。"(译释:黄帝意欲收集天时五福,以便全部赐予天下黎民)这里的"厥"就是"所有,全部"之义。

三 动作域

古人在采石过程中要"憋气",也就是人为阻止气的运行,强行改变气的方向,即"逆",这是"厥"的引申义。《素问·藏气法时论》有证:"虚则胸中痛,清厥,意不乐。"(译释:'虚'会使胸中、大腹、小腹疼痛,四肢寒冷厥逆,心中郁郁不乐)"厥逆"正是气在四肢循环不顺,发生气逆冲上的结果。《素问·经脉别论》也有:"太阳藏独至,厥喘虚气逆,是阴不足阳有余也。"(译释:太阳经脉独胜,就要出现虚气上逆,喘息等症状,这是阴不足阳有余的缘故)这两句里的"厥"都是一种方向相反,与"顺"相对的动作。

四 病症域

"憋气"有时会导致突然喘不过气来而昏倒,在中医里表现为一种病症,即"厥症",泛指突然不省人事,逾时苏醒的病症。症状主要表现为:突然喘不过气来而昏倒,或手足发冷、久久的头痛等。

"厥"作为此义在《黄帝内经》里共出现 26 次。例如,《素问·生气通天论》说:"阳气者,大怒则形气绝,而血菀于上,使人薄厥。""薄厥"是一个中医术语,具体指由于精神受刺激,气血上升,血随气逆,致使血液郁积于头部,发生突然昏厥的病症。其实,对于"薄厥"的病机,潘大为发现:历代注家有不同解释,例如,杨上善认为:气血上头;王冲认为:血气冲胸;张山雷则认为:病标在于脑,病本在于肝(2008:2531)。这些解释反映了医家对"薄厥"的不同认知,在此基础上,"厥"又有了更丰富的内涵。

《素问·五藏生成篇》也说:"黄,脉之至也,大而虚,有积气在腹中,有厥气,名曰厥疝。"(译释:如果面上出现黄色,同时脉搏上大而虚,这是病气积在腹中,自觉有逆气,这种病叫作厥疝)这句里的两个"厥"分别把它作为"逆"和"病症"的引申义同时呈现了出来。

五 "厥"的多义化模式

以上"厥"在《黄帝内经》里的义项可以被图示为:

全部
↑
"**厥**"(憋气发力，采石于崖) →逆 /憋气→ 厥症

如图所示，随着语境的变化，范畴的原型不断发生改变，从而扩展出更多具有区别特征的义项或新词，这些义项之间或多或少都具有原型特征。

六 "厥"在中医里多义化的再解释

作为普通词汇，"厥"在词典里的含义并不多，但它在中医域里却是一个内涵丰富，所指多样的特殊词。

首先，《素问》甚至还有独立的"气厥论篇"和"厥论篇"，里面对"厥"做出了各种论说。

其次，"厥"从活动域进入中医域，还促成相关多义词的生成，其中，"厥阴"最为典型，它在《黄帝内经》里分别被理解为穴位名、经脉名和九月和十月的代称等。作为穴位名，"厥阴"有时指足厥阴，有时指手厥阴，有时为手足厥阴的合称。例如，《素问·刺法论》说："当刺足厥阴之井。"作为经脉名，《素问·举痛论》说："寒气客于厥阴之脉，厥阴之脉者，络阴器系于肝。"（译释：寒气侵入到厥阴脉，厥阴脉环络阴器，并系于肝）对此，王冰注："厥阴者，肝之脉。"作为九月和十月的代称，"厥阴"指大寒节气，当阴极之时，阴气发展到最后阶段，开始向阳的方面转化。《素问·五运行大论》说："己亥之上，厥阴主之。"（译释：己亥两年是厥阴司天）以上各句中的"厥阴"所指虽不相同，但它们都是围绕"厥"展开的各种联想。

通过对"厥"多义化的再解释，可以看到：随着域的转变，单义也能多义化。"厥"在中医里成为一个庞大的"家族"，正是由于中医对这一概念的认知不断发展的结果。当发现某些概念难以用某类义符进行完尽表述时，中医常常根据其相似性创制出新的词群来进行补充。这些词群具有某个范畴的基本特征，又具有相互区别的语义特点。

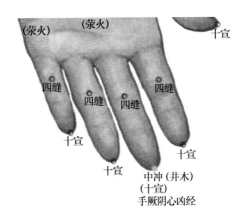

手厥阴

资料来源：http://www.nipic.com/show/2/80/be0b569bc31687f0.html。

总之，原型范畴理论不仅可以解释原型义项如何"生成"新的义项，而且还可以说明各个义项是如何在人脑中得到长时间记忆的。随着语境的改变，词所延伸出的意义远远超过词典所列，它们各不相同但又相互联系，且很多已经被固化。然而，人脑不必也不可能记忆所有含义，只需对词的原型义项进行推导就能获得理解。这从另一角度更加例证了原型观对词义的深远影响。

第八节 息

一 原型义项（本义）

从构字法而言，"息"是一个会意兼形声字，以"心"和"自"为形旁，"自"同时也表声，它们的组合使"息"具有多个语义原点。

首先，"自"指"自身"，"自"和"心"合起来的意思是"心上只有自身"。张介宾说："息，止也。"所以，"息"的本义是："彻底放下工作，把注意力放到自身以养精蓄锐。"即"休息"之义。对此，《吕氏春秋·孟冬纪》有证："劳农夫以休息之。"（息：暂停活动，以恢复体力）。

此外，"自"在中国远古还可以指"鼻子"。古人认为心与鼻息息相通，气由这一相通得以吸入和呼出人体，所以，"息"被赋予"气息"之义，对此，《庄子·逍遥游》有证："生物之以息（呼吸时出入的气）相吹也。"《汉书·苏武传》也有证："武气绝，半日复息（有气息）。"

还有，《汉字字源》（窦文字、窦勇，2009：21）对"息"的解释是：由自和心构成，意思是自己的心愿。自己的心愿除了"休息"外，还有生儿育女，所以"息"被赋予"繁殖"之义，这是生物产生新个体的过程。对此，张籍《董公诗》有证："汝息为我子，汝亲为我翁。"这里的"息"即为"亲生子女"之义，与"生儿育女"同一渊源。

总结起来，"息"的原型义项或本义有：休息；气息；繁殖；从源头上就是一个多义词。

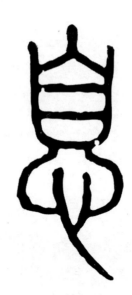

"息"的古字

资料来源：http：//www.ooopic.com/pic_47882.html。

二 行为域

"休息"除了指在生理和心理上得到松弛，消除或减轻疲劳，恢复精力的过程之外，还蕴含有一定时间内减少活动的含义。根据这一内涵，晋朝陶潜的《杂诗》之十说："驱役无停息，轩裳逝东崖。（停息：停止）"清朝王韬的《淞滨琐话·徐麟士》也有："经一二时许，乃渐平息。（平息：风势、纷乱、心情等平静或静止）"可见，"息"是一种表示阻止的行为。所以，《素问·病能论》说："夫痈气之息者，宜以针开除去之。"（译释：由于气结停聚而形成的痈肿，应该用针刺开其穴，泻去其气）这里的"息"表示"停息"，"气息"就是"气不再运作"，也就是"停止"之义，具体指邪气停滞不散。

三 呼吸域

围绕"气息"的本义，《黄帝内经》对"息"进行了多角度发挥。《素问·平人气象论》说："人一呼脉再动，一吸脉亦再动，呼吸定息。"［译释：平人（无病的人）的脉搏，一呼脉跳动两次，一吸脉也跳动两次，一呼一吸，叫作一息］这里的"息"是对"呼吸"的详细解释。《素问·平人气象论》还说："常以不病调病人，医不病，故为病人平息以调之为法。"（译释：诊脉的法则，应该以无病人的呼吸去计算病人的脉搏之数）。

"气息"有快有慢，有顺畅有急促，等等。基于这一认知，在"气息"这一原型义项的基础上，"息"引申出"喘息"之义。《说文》有证："息，喘也。"《诗·大雅·桑柔》也有："息，亦孔之。（笺：如仰疾风，不能息也）"这一引申义在《素问·逆调论》里也有："人有逆气不得卧而息（喘息）有音者。"人在平卧时，呼吸顺畅有律，气息平缓，不会发出很大响声，但若不能平卧，呼吸就显得急促，鼻子不通气，自然有杂音，形成"喘"，这是一种人体认知现象。

四 生长域

根据对"繁殖"这一本义的认知，"息"又被延伸为"生长"。《礼记·月令》有证："阳生为息。（呼吸就有生命，气不断运行，人体才可能成长）"对此，《素问·疏五过论》说："身体复行，令泽不息。"（译释：可是身体依旧行动，使津液不能滋生）这里的"息"是"滋生"之义，只有津液不断工作，才可能越聚越多。《素问·五运行大论》也说："在气为息。"（译释："气"的功用是能使物体生长）"息"为"生长"之义。"滋生或生长"都与"繁殖"有一定家族相似性。

五　"息"的多义化模式

将"息"在《黄帝内经》的延伸义项与原型义项的关系进行梳理，可以形成图示：

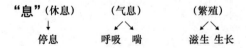

如图所示，"息"的引申义项各有自己的原型义项，具体地说，"气息"与"喘"、"繁殖"与"生长"关系密切，但它们与"休息或停息"之间却毫不相干，似乎不能被视为一词多义的范畴。实际上，通过溯源可以发现，这些引申义项都与"息"的"自己，自身"这一凸显特征有关联，分别呈现出对人体功能，生理、病理等现象的认知，它们在源头上具有一定的家族相似性，只不过随着人对现象认知的转变，彼此的语义边缘变得越来越模糊。这一复杂的义项网络生动展示了家族相似性的内涵，家族成员之间的容貌有相似性但相似的程度各异，相似性是相对概念，并非绝对条件。从词语而言，基于共同原型之下的义项靠相互重叠的属性联系在一起形成网络，网络边缘是模糊不清的，因为没有全部义项都共有的属性，共有属性也只是局限于某些成员。这样，就形成了词语指称的模糊性和多义性，从而出现一词多义现象。

第九节　经

一　原型义项（本义）

"经"的繁体字为"經"，是一个形声字，形旁为"糸"，表示与线丝有关，"巠"既是声旁也是形旁，有"绷直、笔直、僵直"之义，"糸"与"巠"合起来表示"绷直的丝线"。《说文》有证："经，织也。"可见，"经"的原始义是：纺织机上等列布设的纵向的绷紧的丝线（以供纬线穿梭交织）。"经"的这一含义在很多中国古籍里有记载，例如，《玉篇》说："经，经纬以成缯帛也。"

随着纺织技术的发展，纺织机逐渐退出历史舞台，"经"的原始义逐渐被淡忘，反而在具体形象的原始义上发展起来的其他义项却成为它的主要含义，而其中很多都是在原始义基础上通过人由此及彼的联想，借助隐喻或转喻方式引申而来的。

二 地理域

"经"从纺织域起向其他多个域拓展。首当其冲的便是地理域。对此，《考工记·匠人》有证："国中九经九纬。"其中的"经"指"南北纵贯的道路或土地"。

《黄帝内经》里也有类似使用。首先，地域，例如，《灵枢·逆顺肥瘦》说："循掘决冲，而经可通也。"（译释：沿着窟洞来掘开要塞，则直行的大道，就很容易通行了）《大戴礼记·易本命》有载："凡地东西为纬，南北为经。（疏：南北之道谓之经，东西之道谓之纬）"所以，"直行的大道"又可被理解为南北纵贯的道路或土地。另外，水域，《素问·离合真邪论》有证："地有经水。""经水"暗指"江河"，江河犹如经线，笔直流淌，纵横交错，是一种生动的隐喻。

三 天文域

《黄帝内经》还把"经"拓展到天文域。例如，《灵枢·卫气行》说："岁有十二月，日有十二辰，子午为经，卯酉为纬。"（译释：一年有十二个月，一天有十二个时辰，子午分在南北，成为直线的经，卯酉

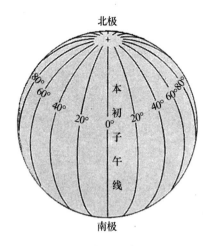

经线和经度

资料来源：http://www.landong.com/ps_ sctx_ 119512.htm。

分在东西，成为横线的纬）除了"通过南北极与赤道成直角的线（子午线）"这一世界人民的共同认知外，"经"在天文域里还被赋予了中国独特的文化气息。《灵枢·卫气行》有证："天周二十八宿，而一面七星，四七二十八星。房昴为纬，虚张为经。"（译释：天体环行于二十八宿之间，每一方面有七个星宿，东西南北四方合共二十八个星宿。从东至西，从房宿到昴宿为纬，自北至南，从虚宿到张宿为经）以上两个不同域里的引申是"经"原始义最直接的隐喻用法，生动体现了"经"的方向性与线条性。

四　典籍域

"经"在纺织过程中的引领作用不仅被反映到抽象的思维域，还被反映为具体的事物概念。最典型的引申义就是历来被尊奉为典范的著作。这些著作包括宗教典籍，如：各类经书；中国古代图书目录四部（经、史、子、集）；某一学科的专门著作，如：《山海经》等；儒家经典及小学（文学、音韵、训诂）方面的书，如：诗经等。所以，《白虎通·五经》说："五经何谓？谓易、尚书、诗、礼、春秋也。"《资治通鉴》也说："治经为博士。"

《黄帝内经》里也有这一具体所指。例如，《素问·征四失论》说："循经受业。"（译释：据经书所载及老师传授）《素问·著着至教论》也说："愿得受树天之度，四时阴阳合之，别星辰与日月光，以彰经术，后世益明。"（译释：希望教给我定个尺度，搞清四时阴阳和星辰日月的奥妙，从而使医经之法得以发扬光大，愈到后世，愈加显明。这就与远古的神农一脉相承，实在是最卓越的教化）这里的两个"经"都是指"医经"，即中医学理论的经典著作，如本书讨论的《黄帝内经》。

五　中医域

在"经"本义"重要纵丝"的基础上，中医通过隐喻途径，把"经"延伸到医学域，产生中医学说的活水源头和基础理论——"经络学说"。

在这一学说里，"经"首先指"经脉"，它是人体内气血运行通路的主干，存在于机体内部，贯穿上下，沟通内外。《灵枢·脉度》有证："经为里，支而横者为络，络之别者为孙。"这里"经"就是"经脉"，由经脉分支而横向运行的叫络脉，由络脉再分支别而出的叫孙脉。经络在人体内犹如主道与辅道一样，纵横交贯，遍布全身，将人体内外、脏腑和肢节连为一个有机整体。除了"经脉"，"经"在中医里还可以指"经穴"，《灵枢·寿夭刚柔》有证："刺阴之经。"这里的"经"指手三阳经的三个穴位：曲池，小海，天井，以及足三阳经的三个穴位：足三里，阳陵泉，委中。

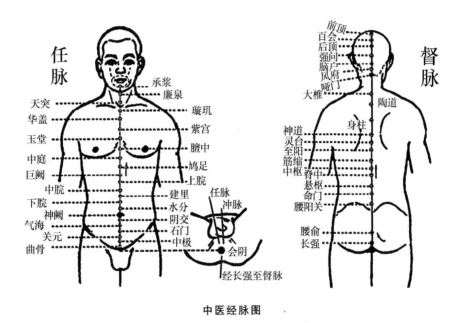

中医经脉图

资料来源：http：//www.villia.com.cn/1_l.aspx id=950。

"经穴与经络"的形成最能体现体验与认知的关系。李华安说："由于经验的不断积累，（古人）发现了身体的某些部位对针刺特别敏感，这就是'经穴'。待到金属文化时代，就用缝合布绢的金属细针来刺激经穴。通过针刺实践，（古人）发现了在躯体的特定方位引起的非疼痛性异常敏感的放射线，在放射性走行的路线上，又发现与若干特异的经穴有联系，这就叫'经络'。"（1991：47—48）

值得一提的是，"经"在医学域中的反映还指妇女每月一次由阴道排出血液的生理现象，简称"月经"。从"经"作为"重要纵丝"的原始义中更能使人感受到"月经"之形与之义,"月经"的形式好似一根从女性阴道呈直线型缓缓而出的"丝带",它是女性的生理循环周期,对于生育至关重要。这"形"与"义"的合并也正是"经"之形、之意义的凸显特征。

六 思维域

在纺织过程中,"经"与"纬"相对,"经"是坚定不变的基础和骨干,是主线,是一个静止不动、能掌控纬线穿梭运行的常态,它的确关乎着织物的优劣。所以,《说文》有:"经静而纬动。"刘勰的《文心雕龙》也有:"经正而后纬成。"根据这一特征,"经"向思维域延伸。对此,《广雅》有证:"经,常也。"这里的"常"指"常道",即一定的法则、规律或常有的现象。

在此基础上,"经"被进一步赋予"准则、法制、原则"之义。例如,《左传》说:"王之大经也。(疏:经者,纲纪之言也)"这里的"纪"指"政纲、法纪",实质上也是一种"准则"。《韩非子·解老》说:"邪心胜则事经绝,事经绝则祸难生。"(译释:邪心占了上风,办事就会失去原则;办事失去原则,祸患就会产生)这句里的"经"指"原则"。

《黄帝内经》充分例证了"经"的这一用法。例如,《素问·至真要大论》说:"不知是者,不足以言诊,足以乱经。"(译释:不知道这些道理,就不能谈诊断,却足以扰乱治疗法则)该句的"经"就是"法则"之义。"法则"的内涵是"法度,规范",又可以进一步引申为"规律"。由此,《素问·著着至教论》说:"不中经纪,诊无上下以书别。"(译释:有些病变不符合一般规律,在诊断时无法肯定其病势的上下)该句的"经"就是"规律"之义。无论是"法则"还是"规律",其中都内含"主线"特点,这是"经"的隐喻用法。这一用法体现了"经"最初的线条性和重要性,凸显出中医的诊治思想:诊法有章可循,治法有理可依。

七 动态域

词类活用是语言的普遍现象,"经"也不例外。在名词义项的基础上,"经"被转类为动词。

首先，在纺织时，"经线"是要被提前测量以决定织物尺寸的。对此，《诗·灵台》有证："经始灵台。"（传："经，度之也。"）这里的"经"正是"度量，测量"之义。这一认知在《黄帝内经》里同样有所呈现，《素问·宝命全形论》有证："能经天地阴阳之化者，不失四时。"（译释：能测度阴阳变化的人，不会违背四时往复的规律）"经"表示"测度"，也就是在心里对天地变化做一番粗略的测量，以达到主动的治理之义。

其次，《说文》："经，织从丝也。"（段玉裁："织之从丝谓之经，必先有经而后有纬。"）在纺织过程中，所有的横丝，即"纬线"都是从纵丝，即"经线"上过的，比起"纬线"，"经线"不多，但它能承受起数百倍多于它的"纬线"的缠绕。所以，"经"又有"过"之义。对此，《灵枢·经脉》有证："诸络脉皆不能经大节之间。"（译释：所有络脉，都不能经过大关节之间）该句里的"经"正是"经过"之义。可见，义项不是凭空臆造的，而与人对事物的体验息息相关，具有很强的认知理据。

八 "经"的多义化模式

陆德明《经典释文》说："经，常也，法也，径也。""经"是一个非常典型的多义词，根据上述分析，它从纺织域向其他多个域扩展，延伸出很多义项，它们共同集合而成"经"的词义范畴。对它在《黄帝内经》里的义项进行梳理，可以构成这样的图示：

$$
\text{直行大道 江河 子午线等 医经 经脉（穴）等}
$$
$$
\text{测度} \leftarrow \text{"经"（丝 线）} \rightarrow \text{经过}
$$
$$
\text{法则 规律}
$$

这个图示正是 Lakoff "辐射状范畴"的生动例证。从中可以看到："经"的本义"丝线"位于中心凸显位置，其他义项以这一中心成员为认知参照点，形成一个向外扩展的连续体。所以，"丝线"正是"经"的原型义项。围绕原型义项向四周扩散出的多个引申义项之间相对独立，不具有相同的必要和充分条件，而是共享"经"的典型特征——直线型或关键性。这些具有"家族相似性"的义项使"经"得以多义化。"经"的这一图示还可以阐明，范畴具有不同层级，基本范畴层处于意义中心（如：丝线）。围绕中心，又形成相似的层级，如有形的、客观的物质层：直行大道、江河、子午线、医经；如动态层：测度、经过；如无形的、主观的概念层：法则、规律。处于同一层次的相邻子范畴之间正是根据家庭相似性形成了一定的聚合体。

第十节　期

一　原型义项（本义）

根据隶定字形解释，"期"是一个形声字。《说文》说："期，从月，其声。""月"和"其"为形旁，"其"同时还做声旁。"月"指一个朔望月（月相盈亏的周期），"其"的意思是"等距排列的刻画直线"，"其"与"月"合起来表示"一个朔望月内的各种月相所对应的刻度线"。这就是"期"的原始义，可见，"期"最初是表示时间的记号。

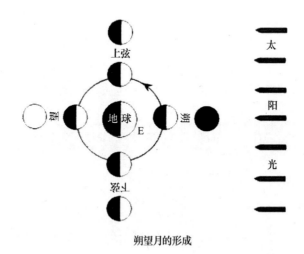

朔望月的形成

"期"的原始义

资料来源：http://zhongxue. k618. cn/zzkt/zx/201302/t20130211_ 2873926. html。

二　时间域

在"时间刻度线"的基础上，"期"从具体的刻度域过渡到抽象的时间域，表示规定时间或一段时间。因为"刻度线"的排列可长可短，由此引申出的"时间"常随语境变化，也可长可短，这在《黄帝内经》里得到淋漓尽致地展现。

例如，《素问·脉要精微论》说："阴阳有时，与脉为期。期而相失，知脉所分，分之有期，故知死时。"（译释：阴阳升降有一定的时间，脉象变化有相应的日期。如果脉象变化与日期相失，就可知脉象所分属的疾病，分属的疾病又有盛衰之期，因而可以判断死亡的时间）这里的"期"虽然都表示时间，但却有一定区别。在中医里，脉象指脉搏的形象与动态，包括频率、节律、充盈度、通畅情况、动势和缓、波动幅度等，根据其快慢、强弱、深浅，分为浮、沉、迟、数四大类。脉象随四季气候的变动而上下浮沉，所以，《黄帝内经》认为：从冬至到立春四十五日之中，脉象变化对应着相应的日期，这个"日期"是相对明确而具体的，这就是本句里第一和第二个"期"的含义，它们都比"一年"的时间跨度小。中医又认为，脉象若与日期不符，很可能产生疾病，而疾病发展中的强弱是难以用明确的时间来判定的，所以，第三个"期"就是表示模糊概念的"时期"，这个"时期"要比前两个"期"时间跨度大，但比起"一年"则又可大可小。

又如，《素问·天元纪大论》说："论言五运相袭而皆治之，终期之日，周而复始。"（译释：医论中述及五行递相承袭都有所主时令，直至年终的一日再重新终而复始）这里，"期"指六气周天，中医认为五运主岁一期三百六十五日，上应六气周天三百六十五度，所以，"期"表示"一年"。对此，《素问·气交变大论》也有："五运更治，上应天期（朞），阴阳往复，寒暑迎随。"（译释：五运交替主治，上应六气周天，阴阳消长往复，寒暑来去迎随）

三　动态域

在"期"的演变过程中，名词转类为动词，实现了从静态域的认知到各种动态域的过渡，对此，《黄帝内经》也有不同例证。

首先，在"规定时间"内，人或物常常"会和"，这是"期"的动词原型,《说文》有证:"期,会也。"(段注:"会者,合也,期者,邀约之意,所以为会合也。")对此,《世说新语·方正》也有证:"与友期行。(期:邀约)"《周礼·司市》也说:"几万民之期于市者。(期:会合)"这一含义同样可以在《素问·五运行大论》看到:"岁气所在,期于左右。"这里的"期"就是"相会"之义。中医认为,客气分主司天之气、在泉之气及左右四间气,呈六步运动的方式,在运动中左右四间气会交汇于一点。

按照人的心理,"会合"常伴随着或有或无意识的"推测",这是"期"的动词引申义项。《素问·六节藏象论》说:"谨候其时,气可与期。"(译释:以岁时的变迁为基础,六气是可以预先得到推求的)《素问·著着至教论》说:"外无期,内无正。"(译释:在外没有明显的迹象可以推测,在内没有准则可作为依据)两句里的"期"都表示"推测",即一种主观的推求。

"推测"包括对"时间"的估计,两个内涵合起来,使"期"实现了认知的静态域与动态域的相互联系。《素问·通平虚实论》有证:"滑大者曰生,悬涩者曰死,以脏期之。"(译释:脉象滑大的可生;脉象涩小的,就可以死。至于什么时候死,那要根据克胜之日来定)中医认为,脉象的变化可以帮助辨证疾病甚至死期,这里的"期"正是"推断日期"之义,含有"预测"与"日期"之复合含义,表明了动词义项与名词义项之间所共有的特征,实现了认知的静态与动态相互的联系。

四 "期"的多义化模式

对以上"期"在《黄帝内经》里的各义项进行梳理,可以得到这样的图示:

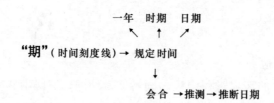

从图示可以看到，从"时间刻度线"到"规定时间"是一种转喻，前者因为使用范围狭窄而被后者代替，其他引申义项都以后者为中心呈辐射或链条状延伸。所以，后者就是"期"的原型义项；相邻义项享有共同特征（如"日期、会合"与"规定时间"的关系），不相邻义项语义差别较大（如"推测"与"规定时间"的关系）；意义链中的任何一个节点都可以是意义延伸的源地（如从"会合"延伸出的义项）。

总之，"期"在《黄帝内经》里的多义化揭示了原型性的内涵：难以用传统的必要和充分条件对词进行固化定义；确定一个具体实体是否属于某个范畴经常是相对的；范畴的中心成员在范畴结构中具有重要的地位，而这种结构又受到不同语言和文化的影响。

第四章　结语

正如 Taylor 指出："多义词的词义范畴特征是拥有一个共同的核心意义，使得不同的多义项附属在同一个词上。"（2001：105）以家族相似性为基础的原型范畴理论，及其涉及的范畴观和原型观等对于词义的发展变化有着独特而深刻的解释。

首先，人类在反复的社会实践中，对事物的共同属性与相似特征逐渐有了认知，从而达成模糊的范畴化（如：中医观念的逐渐形成）。在范畴化进程中，人脑不断形成各类范畴（如：各类中医现象的发现），然后，在范畴的基础上，人脑又对事物的本质和一般属性进行概括，形成一些符号表征，这就是概念（如：中医概念的产生）。作为范畴化和范畴结果，概念是在抽象概括的基础上逐渐形成的，已有概念往往催生新的概念，人脑里的概念越来越丰富，具体形象思维向抽象思维发展的认知过程得以形成。在这一过程中，人类开始使用、发展并丰富着语言，使概念化过程有了形的依托，概念开始被用词语进行标志，词汇化概念应运而生（如：大量中医术语的出现）。可见，词具有指称功能是概念的内因所在，正是以概念为人的思维单位，词才能反映出客观的事物与现象；而概念也只有借助词这个无限广阔丰富、包罗万象的符号，才使人类获得了能反映事物的本质和规律的概括性认知。总之，在这一"范畴化—范畴—概念—词语"的发展过程中，认知作为基础，是词语产生的根源。

由于人类对世界的认知是一个渐进变化的过程，所以人脑中形成的范畴不可能是清晰明确，非此即彼，不可逾越的。相反，更多的范畴之间边缘模糊，相互交错融合，这种根源性使得概念以及概念化的词语之间具有了模糊性。具体表现为词义之间在家族相似性的基础上呈现出重合性、关联性和相对的独立性，这些特点使各个义符在使用中可以替换、混用，这就为一词多义现象找到了根本性的解释。

　　具体地说，通过以上对《黄帝内经》里十个典型多义词的溯源与详细分析，可以看到：每一个词都有初始义，原型义（有时就是初始义）和引申义，它们之间并非任意的组合，而是在人认知机制（如从具体域到抽象域，或通过隐喻/转喻思维）的作用下形成的相互关联的意义范畴。

　　从共时角度看，一词多义现象常常是由具体域向抽象域（偶尔相反）的过渡，例如，"淫"从自然界"多雾（气），多水（雨）"到"邪气，白淫"等中医概念，"纪"从纺织域"丝缕开端"到"头绪，规律，纲领，道理"等理性概念，"经"从纺织域"绷直的丝线"到"南北纵贯的道路；江河；子午线；经络"等多个域，它们都是通过人的联想、隐喻、转喻和义域转移等认知模式，在原型义项基础上向更外、更广领域延伸出更多义项的结果。对这些词详细分析，还可以看到，包括原型义项在内的各义项之间虽然常难以用某个共同的语义特征来进行概括，但它们通过家族相似关系相互联系，呈辐射状或连锁状展开，这两种模式经常相互交替，形成语义链或语义网，使词成为多义范畴。

　　从历时角度看，一词多义现象是词在原型义项基础上不断延伸，形成多个义项并存的结果。在这一过程中，有时候，原型义项是词的初始义，例如，"息"的原型义项"呼吸"是人们首先认知的义项，即它的初始义，也是它最具代表性的义项。以此为原型，很多义项得以延伸，如喘息，叹气等。有时候，原型义项是根据初始义进行的转换。例如，"度"与"救"分别的初始义："用手测量牛棚里能装多少牛""严寒中给人送皮衣"，因为使用范围狭窄，逐渐被人淡忘，但作为"测量"与"援助"的含义得以保留并作为原型义项，被广泛使用。有时候，原型义项之下还有次原型义项，根据次原型义项，又引申出更多义项。例如，"宗"的原型义项是"在室内对祖先进行的祭祀"，在此之下，又引申出次原型义项"家族，民族祖先"，而"为众人所师法的人物；尊祭之神"等就是在后者的基础上形成的。原型义项与它的引申义项之间本没有明确的边界，但随着义项的增多，开始出现中心与边缘，或典型与非典型之分。例如，"期"的初始义项"时间的刻度线"和引申义项"规定时间或一段时间"属于同类所指，关系紧密，所以，"时间"

就是"期"典型特征。与此相反,"期"的动态引申义项"推测"与原型义项相隔遥远,只能是它的边缘或非典型成员,在"推测"基础上形成的"推断日期"出现不同范畴的互相重叠与渗透,这就是范畴的开放性特点。

无论是共时角度还是历时角度,从《黄帝内经》里精选出的这些词都证实了认知语言学的思想:"人类在体验的基础上通过认知加工对现实世界进行范畴化,获得了范畴,每个概念与一个范畴相对应,同时形成意义,然后将其固定于词语之中。因此,词语的形成也是基于我们的身体经验之上的。"(王寅,2005:21—22)根据这一思想,一词多义并非任意且另类的语言现象,而是符合人类认知规律的必然产物,是人类认知概念的多样化在语言上的生动体现,具有极强的理据性,

根据上述种种分析,可以得出结论:在对一词多义现象进行解释时,若能重视原型义项在人类认知客观事物过程中的地位及作用,充分利用原型义项来帮助理解其他延伸义项,就能使看似毫无联系的各义项构建成有联系的"认知地图",实现对一词多义的理据性解释。可见,有关原型、原型义项、边缘义项和家族相似性等这些原型理论的构成元素与一词多义现象存在密切关系,对它们的研究有助于理解词义引申或变化的动因和轨迹,有助于理解各义项之间的深层关系和语义索引性。总之,它们为一词多义现象的理解提供了崭新视角,是认知语言学对语言现象研究的一大贡献。

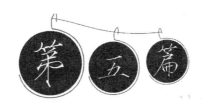

第五篇

《黄帝内经》多义词的隐喻与转喻化研究

第一章 隐喻与转喻的认知研究

从第三章可以看到，原型范畴理论解释了一词多义发展的趋势和途径，那么，一词多义的发生机制到底是什么？前面讨论过，认知语言学认为，人体对周围环境的体验是人脑思维产生的基础，而空间概念是思维中最基本的概念，在此基础上形成了人基本的意象图式。在这个图式里，人通过隐喻和转喻方式进行映射，从而使很多词具有了不同认知域的多个义项。可见，一词多义与隐喻和转喻有着千丝万缕的联系。La-koff 和 Johnson 明确指出：我们的语言与认知过程都是以隐喻或转喻的方式进行的，大量的多义性正是产生于隐喻用法。实际上，作为人类认知的基本工具，隐喻和转喻是一词多义现象产生的重要源泉，它们使词以中心意义或基本意义为基础，不断扩展出很多相关联的派生意义，从而体现出人类对客观世界的范畴化和概念化的过程。所以，本章紧扣"认知"角度，从隐喻与转喻的性质，运作机制和两者之间的关系进行逐一梳理并通过《黄帝内经》里的典型实例，用大量例证论述了隐喻与转喻对一词多义的深刻影响。

第一节 隐喻与转喻的性质界定

一 隐喻研究

隐喻研究的历史可谓源远流长。首先，"隐喻"（metaphor）是希腊语"metaphorá"的变体，原指迁移、变换。也就是说，它最初是用来表达"事物位置发生改变"的含义，后来引申为一种语言与思维现象。可见，"隐喻"这一术语本身就具有隐喻化。

在西方语言史中，对隐喻性质的界定经历了从修辞现象到语义现象再到思维方式的转变。

最早对隐喻做出系统论述的学者是亚里士多德，他在著作《诗学》和《修辞学》里多次提及这一概念，他认为："隐喻就是一个词的转用（以非原本的意义被使用），即从物类到物种，从物种到物类，从一种物种到另一种物种，或者通过类比。"（张勇，2012：113）公元1世纪的罗马修辞学家昆提良（Quintilian）也有类似观点：隐喻是表示生物与非生物体之间词语的相互替代，或表示生物与生物体词语之间，非生物与非生物体词语之间的相互替代。无论亚氏的"对比论"还是昆提良的"替代论"（substitutions theories）都把隐喻视为一种附加的装饰，是非正常的表达，目的只是为了产生修辞效果，长期起来，隐喻研究都基于对这一性质的解构，深受语言内部机制的制约。

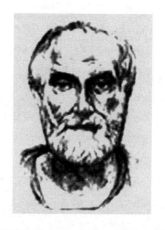

希腊哲学集大成者 亚里士多德

资料来源：http：//www.microfotos.com/index.phpp=home_ activity&activityid=6583。

1936年，英国修辞学家理查兹（Richards）创造性地推进了隐喻研究，提出了著名的"相互作用论"。根据这一理论，隐喻被重新定义为："要判断某词是否作隐喻可通过它是否提供了一个本体和一个喻体并共同作用产生了一种包容性意义。如果我们无法分辨本体和喻体，我们就可以暂时认为该词用的是原义，如果我们分出至少两种互相作用的意义，那我们就说是隐喻。"（束定芳，2011：20—21）随着"互动论"的提出，隐喻被视为一种新意义的创生过程，对它的理解逐渐被提升到高于修辞手段的多功能语义现象，但因没有对隐喻的产生与性质做出明确的说明，所以仍然具有很大的局限性。

进入认知语言学阶段，对隐喻性质的研究得到质的飞跃。1980 年，美国芝加哥大学出版社出版了 Lakoff 和 Johnson 的《我们赖以生存的隐喻》（*Metaphor We Live By*），从隐喻的角度探讨语言的本质，用大量语言事实证明了语言与隐喻认知结构的密切相关性。这一著作被公认为是隐喻认知研究的开端，它强力反对隐喻理论的传统观点，开创性地指出：隐喻并非简单的语言修辞手段，由隐喻产生的隐喻性语言（metaphorical language）不过是概念隐喻的表层体现。从本质而言，隐喻更应该是一种重要的思维手段，直接参与了人的认知过程，作为人认知、思维、经历、语言甚至行为的基础，是人类生存的主要和基本方式。《我们赖以生存的隐喻》之标志性还在于"概念隐喻理论"（Conceptual Metaphor）的提出。Lakoff 和 Johnson 认为，隐喻是语言层之上的概念性问题。其核心思想为：隐喻是跨概念域（cross – domain）的系统映射。具体地说，隐喻本质是概念性的，它是从具体概念域到抽象概念域的系统映射。这一观点对认知语义学的整体发展产生了深远影响。

早在《修辞哲学》（*The Philosophy of Rhetoric*）中，Richards（1936：92）就注意到：我们日常会话中几乎平均每三句话中就可能出现一个隐喻。对于隐喻的普遍性，Lakoff 和 Johnson 对大量日常语言进行整理分析，发现 70% 的语言是隐喻性的。由此，他们进一步指出：隐喻无所不在，不仅在我们的语言中，而且在我们的思想和行动中。我们对人类的概念系统就是建立在隐喻基础之上的。至此，语言学界引发了一场"隐喻风暴"。在这场"风暴"中，各种隐喻理论层出不穷，但基本上都把隐喻视为一种认知现象，与人类思维方式和思维发展有着密切联系。具体地说，语言初创时期，人类思维能力处于较低水平，趋向于把两种实际上不一样的具体事物当作同一具体事物对待，产生"隐喻"的雏形。后来，随着思维的发展，人需要对抽象概念进行表达，便将新的认知与已有认知进行关联，用对待后者的方式来处理和表达前者，于是，创造性的隐喻思维得以形成。总之，认知语言学"已不再把隐喻视为单纯的语言现象和修辞手段，而是人类理解周围世界的一种感知和形成概念的工具，很大程度上支配着人类的思维与认知，行为与语言"（梅德明、高文成，2006：42）。

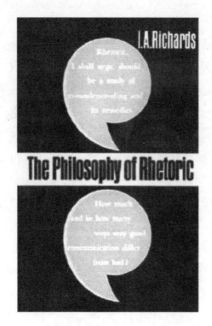

《修辞哲学》

资料来源：http：//item.jd.com/1098314076.html。

国外对隐喻的重新认识掀起了国内的研究热潮。胡壮麟、束定芳、赵艳芳、石毓智、袁毓林等一批学者相继发表了多篇关于隐喻认知研究及引介隐喻研究的文章。他们都认识到：世界上客观存在的万事万物之间具有模糊、原始、复杂的联系，人们通过自身的主观意识去发现并构建它们。这种意识即隐喻认知，正是隐喻使客观事物转换为可以被人理解与运用的共享财富。

二　转喻研究

相对于大量的隐喻研究，转喻研究显得很少，即使到 20 世纪 80 年代初，认知语言学家也只在论述隐喻时顺便提到转喻，且把它视为隐喻的一种特殊形式，没有进行深入探究。

最早的定义出自公元前 1 世纪匿名拉丁文献《修辞和解释》。在这本书里，转喻被视为一种辞格，是通过从与需要表述的事物 A 有紧密联系的事物 B 中借用语言，将之运用到 A 事物上以方便人们理解的一种语言表达形式。这一解释历久不衰，即使在 1997 年版的 *Webster's New*

World College Dictionary 里，对转喻的定义也同出一辙："Metonymy is a figure of speech in which the name of one thing is used in place of that of another associated with or suggested by it."（转喻是一种修辞格，在这种辞格中，用某一种事物的名称替代与该事物相关或由该事物联想到的另一个事物。）从古今两个定义可以看到，转喻同隐喻一样，长期以来也被视为一种纯粹的修辞手段，体现的是两个事物或语言符号之间的关系，这种停留于语言层面的理解具有很大局限性，对转喻本质无法做出合理解释。

从 20 世纪 80 年代后，国外陆续出版了一些有影响的论文集和专著，并在 Lakoff、Johnson、Langacker 等认知语言学家的共同努力下，转喻逐渐被提升为一种心理机制，是概念形成的基础。根据他们的观点，转喻与隐喻一样是对人类推理起着重要作用的认知手段，对它的研究也从语言层面进入到概念与思维层面，但对转喻的本质及其内部运作机制还存在不同理解。例如，Lakoff 和 Johnson（1980）把转喻视为一种可以使人通过与某一事件的关系对另一事件进行概念化的"认知过程"（cognitive process）。后来，Lakoff 和 Turner（1989）又进一步把转喻视为在一个认知域中的概念映现（conceptual mapping），其中可以通过"替代"（stand – for）关系建立认知域中两个概念之间的联系。Croft（1993）则用认知域矩阵（domain matrix）来定义转喻，他认为，转喻涉及一个认知域矩阵中的一个主要认知域（primary domain）和一个次要认知域（secondary domain），而转喻的功能就是使在字面义中的次要认知域变成主要认知域。同时期的 Langacker（1993）也从另一角度解释了转喻，他把转喻视为"参照点现象"（reference point phenomena），具体地说，转喻词语指定的实体可以作为一个参照点，为被描述的目标提供心理可及，从而使该目标得以注意。在这些观点的基础上，Alac 和 Coulson（2004）进一步指出：转喻的理论依据是相对凸显的认知原则，即中心和高度凸显的事物可以作为认知参照点唤起其他事物。Ruizde Mendoza 更把转喻看成意义详述（meaning elaboration）的过程，体现的是源域和靶域之间的映现过程。

以上各种解释的角度不同，但它们却可以互相补充，从而逐渐明确了转喻的实质是一个实体为另一个实体所提供的心理通道（mental access）。至此，转喻的认知性质得以确定，人们不再把转喻视为单纯的语言修辞手段，而是一种概念、一种思维层面上认知机制，对人类理解世界，包括抽象世界起着重要作用。

第二节 隐喻与转喻的生成机制

一 隐喻的生成

如前所述，"隐喻"（metaphor）源于"meta"与"pherein"混合而成的希腊语"metaphora"，初始义是"to carry over"（拿过来）。由此可见，"隐喻"的原型范畴类似于从"A"到"B"的转移，这是它生成机制的一种原始表现。

隐喻的生成是多方面因素综合作用的结果。首先，"语义冲突是隐喻产生的基本条件，指的是在语言意义组合中违反语义选择限制或常理的现象"（束定芳，2009：158）。"组合"涉及不同领域中的两个对象，对此，语言学家们说法不一。例如，Richards（1936）提出"本体"（tenor）和"喻体"（vehicle）的概念，认为隐喻就是本体（要表达的想法或观念）和喻体（想法借以表现的形式）之间因为存在共同点而能互相影响，互相启示从而形成的意义。Richards 不仅看到了"共同点"，他还指出，除了共同点之外，本体与喻体还存在一定的冲突，对这种冲突的消除就意味着对隐喻的理解。Richards 的"互动论"使他成为"将隐喻从传统的修辞术中解放出来并提出思想中对事物形成隐喻观念先于语言隐喻的第一人"（胡壮麟，2004：38）。

Richards 虽然明确了隐喻的认知性质，但对隐喻形成的方向性、系统性和依据的解释不够明确。于是，在术语选用上，Lakoff 和 Johnson（1980）把"本体，喻体"扩大为"领域"（domain）。并指出：隐喻实际上是一种跨越两个独立域之间的映射（mapping）关系。也就是说，任何一种隐喻都由两个域构成：一个是出发点，即可以被人直观感觉、体验到的客观存在的熟悉、结构清晰且概念具体的源域（source domain）；另一个是隐喻的目的，即难以被人直接感知、复杂陌生的，结构模糊且概念抽象的目标域（target domain）。而"映射"则是一个数学术语，它可以这样来解释隐喻的生成机制："映射"作为一种概念转换的思维方式，表现为"人脑在用概念思维过程中按照对应法则从心理空位 1（Mental Space1）到心理空位 2（Mental Space 2）的变换"（戴炜栋，2007：13）。这种思维方式使人们把对此事物的认识转换到彼事物上，实现从源域向目标域的心理变换，从而形成隐喻，其中的动因则是人类的经验。简言之，隐喻的本质就是基于经验相似性基础上的跨域映射，它使人借助熟悉事物去认知难解的陌生事物，是一种认知工具。

通过使用"域"的概念，"映射论"揭示出单个隐喻后面涉及的巨大意义网络，但从源域向目标域映射的"单向性"却制约了对具有复杂结构的隐喻的解释。

为弥补"映射论"的不足，美国语言学家 Fauconnier 和 Turner 提出了"合成空间"（Blended Space）（1996：113）的概念。这个"空间"指一种心理空间，即人们进行交谈和思考时为了达到局部理解与行动的目的而构建的概念集。按照 Fauconnier 的理论，隐喻涉及了四个心理空间：源空间、目标空间、凌驾于两者之上的类空间以及前三个空间协同输入最终形成的合成空间。这些空间相互映射，作为一种动态探索，对言语意义进行在线建构。这一理论"细化了对隐喻意义产生互动过程的描述，进一步揭示了隐喻理解过程中各种因素之间相互作用的方式和结果"（束定芳，2002：19）。

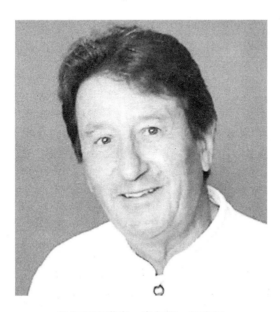

美国语言学家　吉尔斯·福康涅
资料来源：https：//en. wikipedia. org/wiki/Gilles_ Fauconnier。

从以上介绍可以看到，"互动论""映射论"和"合成空间论"以递进的方式把隐喻研究推向越来越深的认知领域，虽然它们的角度不同，但都把"相似性"作为隐喻机制的基础。人生活在由千差万别事物构成的物质与精神世界的融合体中，这些物质兼具空间、形态、功能等客观属性和作用于人之感官和心理上的主观属性。主、客观属性的相似为隐喻的产生提供了必要条件。具体地说，"相似性"指两个事物之间相似的地方，要么在形状、外表或功能上的物理相似，要么由于文化、思维或其他主观因素使人对两事物产生类似的心理感应受。不论是客观上还是想象中的相似性都并非凭空产生，而是基于人们的生理、生活经验以及所产生的思维结构，通过互动，映射或合成等基本方式，并置或等同在一起，使人获得对其中某一事物新的观察视角或新认识，这就是隐喻的生成机制。这种机制具有其物质基础。因为作为动物的人，我们用身体与环境进行互动，在有形的生理机能和心理投射的基础上，产生认知、从而获得对世界的理解、推理与创造能力。所以说，隐喻是一种基于体验的高级智能。

二　转喻的生成

从词源学上，转喻（metonymy）来源于古希腊，意思是"意义的改变"（change of meaning）。这个术语最早出现在柏拉图关于符号任意性或本质的争论中（陈香兰，2005：56）。讨论转喻的生成机制主要涉及得以产生的基础和得以成立的规约性。

总的来说，转喻通过某一事物自身的特征或相关的事物来辨认该事物，两个事物属于同一范畴，具有邻近性（contiguity），这是转喻产生的基础和核心特征。这种邻近关系包括时间、空间、因果、部分与整体等。对于"邻近"的理解，Langacker（1999）提出了"参照点"（reference point）"现象，他认为，人们天生具有寻找就近参照点的能力，正是因为这一参照点与要表达的目标非常接近，所以，能够由此及彼地唤起人们对欲表达目标的心理可及，这也就是转喻的生成机制所在。Langacker 从心理学角度解释转喻的思想得到很多学者的支持。西班牙语言学教授 Barcelona 指出：从特定角度（感觉产生的效果）来对一个特定经验域进行范畴化很明显是一个转喻性的过程（2003：207）。美国心理学家 Gibbs 也认为，转喻是一种思维方式，人们在理解话语过程中常常利用转喻思维模式进行推理，推理的关键在于某个突出部分（salient subpart）（1994：130）。在对转喻的理解过程中，通常由转喻词语指代的实体作为认知中凸显的参照点，唤起其他不那么凸显的实体，为表达的目标提供心理可及，这种唤起正是以两个实体之间的邻近性为条件，这就是转喻产生的基础，也是它的重要特征。转喻的规约性则受到人们的认知与交际的影响。对于认知的影响，Radden 和 Kovecses 有详细阐述：人们趋向于选择与自身有关的、具体的、有生命的、易感知的、典型的、有使用功能的事物作为转喻喻体转指与人体无关的、抽象的、无生命的、不易感知的、非典型的、无使用功能的转喻目标（1999：59）。转喻表达的喻体和目标越多地符合以上条件，其规约性就越强，越容易被人接受。对于交际的影响，Barcelona 则指出：为了满足交际的准确性和交际的"经济原则"，人们通常选取清楚明白的、相关性强的事物来转指模糊不清的、相关性弱的事物（2003：231）。

综上所述，张辉、卢卫中把转喻的运作机制梳理为：（1）概念转喻是一种认知操作，在这一过程和同一认知域中，源域为靶域提供心理可及；（2）来源义和目标义之间的关系是偶然性的，没有概念上的必然性；（3）转喻的目标域是凸显的，来源域是作为背景的；（4）转喻在言语行为中起到重要的作用；（5）转喻发生的前提条件是分类罗列，转喻在其自身的逻辑秩序上运作（2010：17）。

总之，转喻是一种基于"接近"和"凸显"关系上的自发而无意识的认知方式，它与隐喻一样，基于人们的基本经验，实质也是概念性的。

第三节　隐喻与转喻之间的关系

隐喻与转喻相互区别又相互联系，所以本书将它们列入同一章节进行论述。

隐喻与转喻最大的差异在于是否具有相关的认知域。隐喻是始源域和目标域两个相似但不相关的认知领域之间的联系，是一种具体而突变的投射；转喻则是在一个认知框架内两个相关认知域根据"接近"和"凸显"原则通过渐变过渡形成的替代关系。

从结构和运作机制上分析，隐喻由本体、喻体和喻底组成（指语言确立的所指对象与其新所指对象之间的已被认识的联系)。虽然它们也可以被视为转喻的组成部分,但转喻的构成更应该被理解为替换事物和被替换事物的组合。因为在转喻里,本体从不出现,而喻体就是喻底。具体地说,首先,隐喻的本体与喻体是从一个域向另一个域的映射,两者属于不同的范畴,因为彼此有某一方面的相似而能通过喻体使本体产生一种特殊的信息;转喻的本体与喻体则属同一范畴或相近范畴,本体和喻体是一种替代关系,即通过某事物的凸显特征来辨认该事物,因为喻体是本体的显著特征,所以可以通过喻体唤起本体。在转喻中,喻体常常是本体的一部分,可以直接代替本体。其次,隐喻以事物之间的相似性为基础,其对事物的理解是基于对另一事物的理解。转喻则以事物之间的邻近性为基础,通过个别事物代表一个类别,或通过某一特定事例或特点来代表一般功能等。再次,在隐喻的理解过程中,喻体的某些特征向本体映射或转移,成为本体特征的一部分,本体因此而获得新的理解。在转喻的理解过程中,听话者则根据喻体特征,找到说话者所真正指称的对象,好的转喻词语所指代的个体可以被视为很好的参照点,这一参照点可以具备唤起目标的能力。最后,从使用目的进行比较,隐喻是"利用事物间的相似性以某事物去理解另一事物,使人们对 B 事物的理解更为丰富和容易;而转喻则让人在力求寻找事物间的某种相近关系中,以一种实体代替另一实体,从而凸显该实体的主要特征和功能"(张勇,2012:128)。

虽然差异明显,但在很多时候,隐喻与转喻却好像一个硬币的两面,你中有我,我中有你,常共存于同一语言的表达形式之中。从本质而言,隐喻与转喻都是人类基本的认知模式和思维方式,是概念形成的手段,使人有能力将物理空间映射到概念空间,将具体概念映射到相应的抽象概念。从功能而言,隐喻与转喻都具有"修辞,语言学,诗歌,认知,社会和文字游戏"六种功能(束定芳,2000:112—151)。在认知语言学发展进程中,虽然隐喻研究远胜转喻研究,但转喻是比隐喻更为基本的意义延伸过程,或者说,转喻是一种比隐喻更为基础的认知方式,在一定程度上,转喻本身的性质决定了它在概念互动中对隐喻起到辅助作用。所以,语言学界常有关于"隐喻中的转喻"(metonymy within metaphor)之研究,这些研究揭示了隐喻与转喻之间的互动与联系。例如,Barcelona 在对情感隐喻和转喻分析的基础上发现两者的动机都是基于心理和对生气、幸福等情感的反应。中国学者张建理在对"心"的研究中也发现很多关于"心"的隐喻最终都依赖于更早的转喻认知。

　　总之，人类复杂而微妙的心理与思维过程常使"邻接联想"和"相似联想"得以交织，而相似性与邻近性的交融自然使隐喻与转喻产生交融，正如 Jakobson 在对诗歌研究中的发现："相似性被附加到了邻近性上，转喻带有一点隐喻性，而隐喻带有几分转喻的色彩。"（杨波、张辉，2008：1）

第四节　隐喻和转喻理论对一词多义现象的解释

　　大千世界，纷繁复杂，各种事物及其彼此之间的关系形成了无限丰富的集合，但概念与表达概念的符号是有限的集合，用后者覆盖前者是隐喻和转喻的功能所在。所以，基于生理和心理结构特征的隐喻和转喻成为人类最基本而频繁的认知手段，而一词多义就是在隐喻和转喻发挥其功能的过程中自然形成的。对此，Lakoff 说：一词多义起源于不同认知域以及同一认知域中不同元素之间的关系。不同认知域和同一认知域分别涉及隐喻和转喻的思维方式（1987：13）。可见，正是发生在不同域之间的隐喻和同域之间的转喻使词义范畴得以扩大，新义得以产生。

　　对于一词多义源于隐喻这一观点，国外学者进行了大量的论述。英国语言学家 Ullmann 指出：隐喻是词义产生的主要理据（motivation），是表达的机制，是同义和多义的来源，是强烈感情的释放口，是填补词汇缺口的方法（1962：212—213）。美国语言学教授 Sweetser 也指出：人类隐喻概念图式的变化会导致词义的变化，因此隐喻是诱发语义变化和产生新词语的驱动力（driving force）（1999：96）。

　　在对国外论述进一步研究的基础上，国内学者也纷纷提出自己的观点。束定芳认为：引起词义变化的原因是语言的施喻者出于某种需要，比如需要命名新的自然或文化现象，需要用具有象征意义的词来描述某些信仰和社会理想等，用其熟悉的始源域来映射相对陌生的目标域，从而使原来的词义得到延伸和发展（2000：109）。王文斌也认为：许多词的词义是通过隐喻而得到引申的，而引申义的产生是许多词义发生变化的重要原因之一（2001d：256）。蔡龙权还认为："隐喻化过程中的语义

转移为语词的意义扩展提供了平台，造就了一词多义。"（2004：115）

虽然隐喻与转喻研究常常是厚此薄彼，但对于转喻的作用，Taylor（2001）、Radden（1999）和 Barcelona（2000）等认知语言学家的研究却越来越多地表明：在意义延伸方面，转喻比隐喻更为基本。前面提到，人对世界的认知总以自我经验为中心，从熟悉到陌生，从具体到抽象，这样的特点使常人用最小的认知努力来获得最大可能的认知效果。正是基于这样的认知倾向，转喻通过描写某一（事物或人物）的凸显特征来使不同域内的事物得以关联。这一过程使语义得以延伸，使很多词在原有所指的基础上被增添了新义，基本义与延伸义的共存使词呈现多义化。可见，转喻也是一词多义现象产生的主要机制。

综上所述，隐喻与转喻对词义的发展具有强大解释力，它们是语言变化的触媒，是新义产生的根源，使人类能把对生活的认知有效转化为语言表达，使语言符号的多义性和新鲜感得以显现。总之，一词多义现象实际上就是人类借助隐喻和转喻的认知手段由一个词的基本义向其他意义延伸的过程，是人类认知范畴和概念化的结果。通俗地说："由于历史的发展、社会的进步，出现了新事物，人们用已有的词语来命名新事物，这时词义的范畴扩大了，但这种扩大不是任意的，是建立在人的隐喻或转喻认知方式之上的。"（赵艳芳，2001：121）

第二章 《黄帝内经》的隐喻例证剖析

"人法地，地法天，天法道，道法自然。"老子的"天人相应"观是《黄帝内经》的文化源头。深受这一思想的影响，《黄帝内经》对人体与自然物象进行同步观察，进行由博返约、执简驭繁的关联，这一过程正是隐喻体验性的生动写照。

第一节 中医本体隐喻的形成

古人在与大自然共生共存的经验中，通过身体的感知与体验加上人脑心智的作用，不可避免地获得很多基本概念，有些概念因为彼此的相似性被古人进行了自动的思维趋同，也就是说，被无意识地进行比拟，即隐喻，从而体验获得的经验与理性思维得以关联，在这个过程中，大量独特的中医术语应运而生。这些术语既有源域里的自然实体所指，也有目标域里的中医概念所指，是隐喻的突出表现。对于这些术语的研究可以生动解说 Sweetser 的观点：一个词的词义发展多半是隐喻使用的结果；太多的情况下隐喻是词义发生变化的推动器。

基于认知语言学对"隐喻"性质与生成机制的界定，"隐喻"的本质是概念性的。由此，如前所述，Lakoff 和 Johnson（1980）在著作《我们赖以生存的隐喻》（*Metaphors We Live By*）里提出"概念隐喻理论"。对于概念隐喻的重要性与普遍性，梅德明、高文成指出："概念隐喻具有系统性、概括性和生成性等特点。概念隐喻不仅在我们的生活中随处可见，也是我们形成概念、进行推理的基础。"（2006：42—43）总的来说，概念隐喻分为三类：结构隐喻、方位隐喻和本体隐喻，这三种模式在人的认知思维中可能是独立进行，也可能是交织融合的。

其中，本体隐喻也称物质隐喻（entity or substance metaphors），指

"根据物质世界的经验来理解和把握抽象的范畴及其关系"（陈忠，2207：333）。形象地说，本体隐喻就是"将抽象和模糊的思想、情感、心理活动、事件、状态等无形的概念看作是具体的、有形的实体，甚至是人体本身"（Lakoff 和 Johnson，1980：20）。本体隐喻的形成与人类的生存环境有着必然的联系。作为物质世界的人在生存过程中积累了大量经验，具体表现为对人、对物、对可见可闻的行为和事件等所产生的基本经验。这些经验作为具体"实体"，为抽象模糊的物质概念，乃至思想感情、心理活动等提供了表达基础，使后者的量化、识别和讨论具有了有形的依托。

本体隐喻在《黄帝内经》里运用非常广泛。很多中医术语正是通过建立在已有认知基础上的具体物体的概念或概念结构来认识和表达逐渐累积起来的抽象的中医经验，通过前者理解后者，可以使后者带上前者的特征，从而得以指称、描述、分析和论证。总之，本体隐喻的认识模式可以作为很多中医多义术语的分析和解释依据，因为，这一根据物质世界的经验来理解和把握抽象的范畴及其关系的隐喻认知过程实现了从源域到目标域的映射，使词出现多义性。下面，分别从"物理相似性的隐喻、心理相似性的隐喻和容器隐喻"三个方面加以论述。

第二节 物理相似性的隐喻

根据隐喻的生成机制可知，隐喻意义产生的基本条件是两个事物之间的相似性，即两个事物共有的属性，"这是源域与目标域之间具有的某种相仿佛的特征"（Ortony，1993：23）。"相似有物理的相似性和心理的相似性之分，其中物理的相似性可以是在形状或外表上、功能上的一种相似"（束定芳，2009：168）。物理相似性的本质是对两事物之间突出特征的一种抽象感知，其中渗透着人的主观能动性。因为，只要认知主体发挥主动联想和想象，总能使很多事物出现非此即彼的相似。《黄帝内经》里关于"五行"与"本、末/标"的隐喻就是这一相似性的凸显。

一 从"五行"到"五脏"

1. "五行"与"五脏"的对应

古人视天地为大宇宙，"宇"指无限空间，"宙"指无限时间，二者合一，"宇宙"指天地之间一切物质及其存在形式的总称。这些物质即"五行"，具体指水、火、木、金、土。它们与人们的生存息息相关，被视为万物之宗，受到古人的崇拜，正如《孔子家语·五帝》记载："天有五行，水火金木土，分时化育，以成万物。"这一朴素的物质观对中医产生了深刻的影响。《素问·举痛论》说："善言天者，必有验于人。"中医认为，"人们可从自然界的某些物质运动规律中领悟人体生命活动的规律"（楼毅云，2008：958）。基于这样的思想，中医把人体与宇宙进行类比，形成"小宇宙"之说。中医认为，人体与天地在构成特点、功能属性方面有很多相似，可以把后者的具体物化投射到前者的抽象认知之上，由此，"大宇宙"与"小宇宙"不断交叉、融合，大量实体隐喻得以形成。

《素问·宝命全形论》说："人生于地，悬命于天，天地合气，命之曰人。人能应四时者，天地为之父母。"（译释：人虽然是生活在地上，但也丝毫离不开天，天地之气相合，才产生了人。人如果能适应四时的变化，那么自然界的一切，都会成为他生命的源泉。）从这一对"人"属性的描述可以看出，中医自古就认为人是自然的产物，外在环境的运动和变化左右着人的生命活动。如前面几章论述，从人的思维共性来看，在日常生活中，人们趋向于参照熟知、有形、具体的概念来认知、识别，对待无形、难以定义的概念，形成了一个不同概念之间相互关联的认知方式。基于这样的思想，中医"以五行学说为主体，建构起与天地万物相配的人体生命活动、五大系统相互作用的脏腑学说和辨证论治体系"（申俊龙、魏鲁霞，1996：14）。对此，《黄帝内经》里有很多记载。例如，《素问·阴阳应象大论》《素问·五藏生成篇》《灵枢·顺气一日分为四时》等篇章都把自然界"五行"与"人体五脏，即肾、心、肝、肺、脾"进行了生动类比。综合各章内容，可以得出结论：就像天地万物的五种基本物质，即"五行"构成了大宇宙一样，中医认为"五脏"构成了人体这一"小宇宙"。"五行"主宰着大宇宙的循环，"五脏"则关乎着小宇宙的强弱，大宇宙与小宇宙息息相通，"五行"与"五脏"也形神皆似。古人的这一思维过程正是意义从始源域向目标域投射的隐喻过程。具体地说，在对自然环境和社会环境体验的基础上，古人建立了"五行"这一始源域。随着认知的进一步深入，"五行"的意义内涵和概念结构被运用来表达"五脏"的意义体系，这就是隐喻的认知模式。

在《黄帝内经》里，"水、火、木、金、土"分别隐喻着五脏，即"肾、心、肝、肺、脾"。例如，《素问·气交变大论》有这样的隐喻说法："金肺受邪，肾水受邪，肝木受邪，脾土受邪，邪害心火"等。正如温格瑞尔和施密特所说：通过长期建立的常规关系而无意识进入语言的隐喻才是最重要的（2009：117）。"五行"与"五脏"正是历经千年被中医广泛接受的一种常规关系，它们以隐喻方式无意识地进入语言，被长期使用，最终在中医界里确定下来，成为一种约定俗成的喻语：肾水，心火，肝木，肺金，脾土。

综上所述，从"五行"到"五脏"，隐喻涉及了自然界物质与人体世界两个不同领域之间的相互作用，在这一互相作用的过程中，自然界物质相关特征被映射到人体世界，而这一映射和整合过程发生的基础正是古人在自身身体和生活经验中感悟到的"水、火、木、金、土"和"肾、心、肝、肺、脾"之间的相似性。这种相似性既有客观的、物理的相似性，也有想象中的、心理的相似性，在这样认知思维基础上产生的这些隐喻语——"肾水，心火，肝木，肺金，脾土"，具有形象、生动和意犹未尽的双重影像特点。深入地说，正是跨域的隐喻把相互不关联、相似度不高的事物放在一起，使人们通过平常事物了解新事物的未知属性，获得新的认知。总之，隐喻推理使抽象的中医知识得到生动论述，从而形成统一的核心理论。可见，正是隐喻使人类想象力得以充分挖掘。

2. 性质与功能的相似

《尚书·洪范》指出："五行：一曰水，二曰火，三曰木，四曰金，五曰土。水曰润下，火曰炎上，木曰曲直，金曰从革，土曰稼穑。润下作咸，炎上作苦，曲直作酸，从革作辛，稼穑作甘。"可见，作为物质概念的"五行"各有不同属性。《黄帝内经》把这些属性与五脏的特性联系起来，使"五行"在原有义项的基础上增添了特殊的中医内涵，从而进入一词多义范畴。从具有不同性质的基本物质转换为具有不同功能的五脏，"水火木金土"从"源域"向"目标域"进行映射，成为隐喻概念。

"五行"与"五脏"的隐喻主要体现于两者的性质和功能的相似性。

具体来看，"水曰润下"表示"水"具有"湿润、寒凉、下流"的性质，中医认为这种性质正是"肾"的功能，所以，将二者进行类比。《素问·阴阳应象大论》有证："其在天为寒，在地为水，在体为骨，在藏为肾……"中医认为：肾藏精（人体最重要的物质基础），主生长发育。好比水对万物之滋润，肾通过"精"对五脏六腑起到温煦、滋润、濡养和激发的作用。基于这一性质和功能上的相似，中医把肾归属于水并形成"肾水"之说。"肾水"不仅是一种隐喻而且还有具体的指称。它指所有体内不易流失的体液，如骨髓、精液、胰岛素、荷尔蒙和关节润滑液等。它们有禀受于父母的"先天之精"，即维系人体生长、发育和生殖的精微物质，也有来源于饮食水谷的"后天之精"，即人体生命活动必需的营养物质。《灵枢·经脉》说："人始生，先成精。（精者，人之水也。万物之生，其初皆水）"可见，"精"与"水"同源，"水"是生命之源，而藏"精"的"肾"则是先天之本。正是在对"水"和"肾"的认知基础上，古人从自然物质联想到人体脏腑。隐喻作为一种认知模式，实现了跨域映射，使"肾水"这一新的义项得以产生。

"火曰炎上"表示"火"具有"炎热，升腾，烧灼，温热、光明"等性质，中医认为这种性质正是"心"的特性，所以，将二者进行类比。《素问·阴阳应象大论》有证："其在天为热，在地为火，在体为脉，在藏为心……""心""火"的联系与"心"的功能有关。关于"心"的功能，《素问·邪客》说："心者，五脏六腑之大主也，精神之所舍也。"中医认为，"心"有"主血脉"和"主神明"的功能。"主血脉"指心具有推动血液在脉管内运行以营养全身的功能，这一功能基于心脏的搏动，心脏的搏动则好似火的跳动，火的跳动激发了能量的释放，而心的搏动则推动了血的运行。"主神明"指心具有主持人的精神、意识及思维活动的作用，这一功能与"火"可以表示"内心激动、愤怒等反应激烈的情绪"有异曲同工之妙。所以，"心火"不仅作为生理学名词——心的代称，而且还是一个病症名，指心热火旺的病变。心火，犹如"心"上有"火"，是人体的内热，常表现为低热、盗汗、咽干、口燥、口舌生疮和心烦易怒等症，而这些使人自然联想到"火过多，使事物焦灼"这一意象，两者有神似之处。

"木曰曲直"表示"木"有"弯曲，平直，生发，条达，舒畅"等性质，中医认为这种性质正是"肝"的特性，所以，将二者进行类比。《素问·阴阳应象大论》有证："神在天为风，在地为木，在体为筋，在藏为肝……""肝""木"的联系与"肝"的功能有关，关于"肝"的功能，《灵枢·本神》说："肝藏血。"如同一个"血库"，肝储藏大量血液供给人体活动，这与"树"的功能同出一辙：树体内存水分养料，是保证其存活的基本条件。同时，肝储藏的血液能濡养各个脏腑组织，从而使它们各司其职，而树木蕴含的水分养料则能滋养树的根、干、枝、叶，使它们发挥各自的相应功能。除了藏血，肝还有主疏泄的功能。《格致余论》有证："司疏泄者肝也。""疏泄"是"疏通，舒畅，条达"之意，"肝"主要通过"气"发挥这一功能，"肝气"畅通，则气血和调，经络通利，脏腑器官功能正常，这与水分养料顺畅通达到根、茎、叶各个部分，使树木生长茂盛的原理很相像。"肝气"郁结，则气血不调，经络不通，脏腑器官功能失常，这与把树木某部分束缚住，使水分养料无法正常通过，导致该部分枯死的设想相一致。树木的生长形态为枝干曲直，向上向外周舒展，使人联想到一种"生长、升发、舒畅"之意象，所以有"木气条达"之说，而这也正是中医对肝性柔和、条达、不亢不郁之生理状态的生动喻说。

与"水，肾；火，心；木，肝"的隐喻机制一样，自然界的"金"与中医里的"肺"也在种种相似中得以跨域关联。它们的相似之处主要表现为四个方面。第一，"金的性质沉重，且常用于杀戮，因而具有沉降、肃杀、收敛等性质或作用的事物就用金代替"（张大钊，2004：15）。在战争中，经常用"金属"来做盾牌，起防护作用，这一作用被借用到对肺的类比。例如，《素问·阴阳应象大论》说："天气通于肺。"《素问·五脏生成篇》也说："诸气者，皆属于肺。"可见，肺的主要功能是：吸入清气，呼出浊气，使人体内的气体得以不断更新，从而保障人的生理机能得以正常运转。简言之，肺有主导呼吸、保护人体的功能，与"金"的作用极为相似。第二，从"金"的性质可引出"金曰从革（顺从改革，变易）"之说。《说文·金部》有证："金，从革不韦。（段玉裁注：从革谓顺人之意以变更成器，虽屡改易而无伤也）"可见，自然之金具有延展性，而中医认为，人体之肺也正是五脏中最有伸缩性的脏器。第三，"金"与"肺"的相似之处还有："敲击金属可以发声，而人的发声主要靠肺排出的气流经由支气管、气管到达喉头，冲击声带形成的。"（冯英，

2011：229）第四，《素问·经脉别论》说："脉气流经，经气归于肺，肺朝百脉，输精于皮毛。"中医认为肺有宣发、肃降、通调水道等功能，这些功能基于肺气的变化特征：肺气经过散热、降温而得以液化。同理，"金"在炎热干燥的气候中也会经历散热、降温和液化的变化。肺与金的变化过程都可以被视为发挥出"潜降、收敛、清洁"的功效。以上种种相似的特征使金与肺发生必然关联，且可比度极高，所以，中医将二者进行类比。《素问·阴阳应象大论》有证："其在天为燥，在地为金，在体为皮毛，在藏为肺⋯⋯"

在"土曰稼穑"里，"稼穑"是个文言词。《毛传》说："种之曰稼，敛之曰穑。"用现代汉语解释就是：种植为"稼"，收割为"穑"。"稼穑"就是"种植与收割，泛指农业劳动"。"土曰稼穑"表明"土"具有种植和收获农作物的作用。可见，"土"具有"生长，承载，供养，营养"之属性。中医认为这正是"脾"的特性，所以，将二者进行类比。《素问·阴阳应象大论》有证："其在天为湿，在地为土，在体为肉，在藏为脾⋯⋯""土"与"脾"的联系，与"脾"的功能有密切关系。关于"脾"的功能，《灵枢·师传》说："脾者，主为卫，使之迎粮。"中医认为，脾的首要功能是把饮食转换为精微，然后从胃和小肠吸收，输送至全身。脾的这一功能保证五脏六腑、四肢百骸等各个组织、器官得到充足营养，从而可以维持正常的生理活动。基于此，脾被称为"气血生化之源""后天之本"，这与"土为万物之母"的喻说完全吻合。

"五行"属性与"五脏"功能的相似性使自然物质具有了中医喻义，自然界的"水火木金土"作为喻体，不仅映射了人体"肾、心、肝、肺、脾"的外在形象，而且揭示了它们的内在特征。正是通过对喻体的联想，人们对本体有了较为生动的认识。古人的这一认知、思维和表达方式正是莱考夫隐喻概念（metaphorical concept or conceptual metaphor）的核心思想：参照熟知、有形而具体的概念来认识、思考、对待和解释无形且难以定义的概念，从而达成不同概念之间的相互关联。在这里，隐喻概念在中医文化中成为系统的、一致的整体，即隐喻概念体系，在人们认识客观世界中起着主要的和决定性的作用。

3. 关系的相似

王经石在《太极图谱解析》中说："五是自然界中五种物质、五种能量、五种气场，而'五'相互作用产生运动，称为'行'，五和行合起来就是'五行'。五行生克是代表物质、能量、信息的演化形式，它是朴实的世界观与自然科学。"由此可见，除了作为物质形态呈静态性存在外，火、土、木、水、金之间还呈动态性转化。"五行"运动主要有"相生"和"相克"之分。

关于"相生"，《五行大义·论相生》解释："木生火者，木性温暖，火伏其中，钻灼而出，故木生火；火生土者，火热故能焚木，木焚而成灰，灰即土也，故火生土；土生金者，金居石依山，津润而生，聚土成山，山必长石，故土生金；金生水者，少阴之气，润燥流津，销金亦为水，所以山石而从润，故金生水；水生木者，因水润而能生，故水生木也。"通俗地说，木材燃烧生成火，火烧木头成为灰土，土中有金属矿物，销金可以为铁水、铜水，水能灌溉树木，这一系列对自然事物的认知凝聚成："水生木→木生火→火生土→土生金→金生水"这五行之间相互滋生、相互促进的关系。可见，五行相生的规律是人对自然认知的结果。在这一认知结果的基础上，《黄帝内经》利用"五行"与"五脏"的相似点，将前者的"相生"关系这一特征作为喻体向后者的关系进行映射和转移，使其成为后者这一本体的特征，从而对"五脏"关系做出生动解说。具体而言，《黄帝内经》把这一规律映射于五脏的相生，形成这样的连锁：肾生肝→肝生心→心生脾→脾生肺→肺生肾。《灵枢·邪气藏府病形》说："得其相生之脉，则病已矣。"这里"相生之脉"里的"相生"，即"相互滋生，如肝主春季而见石脉，石脉属肾，即为水能生木"（郭霭春，2012：42）。中医认为，给病人诊脉时，若能诊得相生的脉象，那么疾病也就会痊愈。《素问·阴阳别论》也说："肝之心谓之生阳。"中医认为，肝病传心是属于生阳的病，不过四天就可痊愈，"肝病传心"就是"木生火"，体现出的正是"相生"关系。"五行相生"使事物在运动变化中相互帮助或补充，"五脏相生"使五脏六腑连成一个整体，使脏器之间相互发生资生、助长与促进。五脏相互滋生的关系还被隐喻为母亲和孩子的关系。例如，肝生心就是木生火，肝可被视为心的母亲，而心则可被视为肝的孩子。同样，木就是火的母亲，火则是木的孩子，依次类推。

关于"相克"，《五行大义·论相生》解释："克者，制罚为义。以其力强能制弱。故木克土，土克水，水克火，火克金，金克木。《白虎通》云：木克土者，专胜散。土克水者，实胜虚。水克火者，众胜寡。火克金者，精胜坚。金克木者，刚胜柔。"通俗地说，树木可以涵养水土，防止水土流失，土可以筑墙以防止水灾，火能用水扑灭，金属能被火熔炼，木能被金属做的器具劈断，这一系列对自然事物的认知凝聚成"木克土→土克水→水克火→火克金→金克木"的五行相克的规律性循环。五行相克被映射到《黄帝内经》的记载里，表现为五脏之间的相互制衡，即肝对脾，脾对肾，肾对心，心对肺，肺对肝的制约关系。"五行相克"表明一行对另一行的阻止、抑制或削弱作用，五脏之间的相互制衡则反映了五脏六腑之间相互克制、相互制约或相互抑制的关系。对此，《灵枢·邪气藏府病形》有证："见其色而不得其脉，反得其相胜之脉，则死矣。"这里"相胜"即相克。郭霭春举例说："如当得弦脉，反见毛脉，是金来克木，即为相胜之脉"（2012：42）。中医认为，给病人诊脉时，如果看到气色不和，脉象相合，反而诊得相克的脉象，就会死亡。《素问·阴阳别论》也有证："心之肺谓之死阴。"中医认为，心病传肺是属于死阴的病，不过三天就可死去，"心病传肺"就是"火克金"，体现出的正是"相克"的关系。

虽然五行有相生、相克之分，但实际上，二者是紧密联系、不可分割的。天地万物相互促生又相互制衡，而人体器脏也正是依循这样的关系才使整个人体保持阴阳平衡，协调统一的健康状态。

关于"五行"与"五脏"的对应，"五行"与"五脏"之间的相生相克，在《素问·至真要大论》里有生动描述："清气大来，燥之胜也，风木受邪，肝病生焉；热气大来，火之胜也，金燥受邪，肺病生焉；寒气大来，水之胜也，火热受邪，心病生焉；湿气大来，土之胜也，寒水受邪，肾病生焉；风气大来，木之胜也，土湿受邪，脾病生焉。"这些描述用文字解释难免长篇累牍，不如用图显示直观：

"五行"与"五脏"以及它们之间的辩证关系图生动阐释了隐喻的强大功能：隐喻是一种基本且重要的创造性思维，它常常被人们潜意识、自动地使用，且就像使用其他语言系统或概念系统一样毫不费力，自然而然。对人体"五脏"的解读就可以通过自然"五行"的经验获得。可见，在隐喻意义的生成过程中，人类的经验、感悟和想象起到了十分重要的作用。实际上，"金、木、水、火、土"在中国传统文化中具有独特的地位，表现出特有的民族认知心理。正是在这种特有的心理

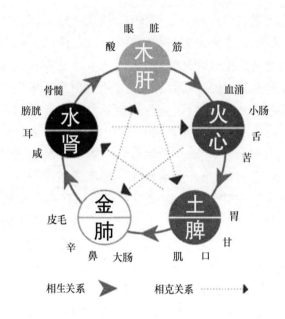

"五行"与"五脏"

资料来源：http：//www. a – hospital. com/images/b/b7/Zfwxt. jpg。

基础上，"五行"使自然概念与中医概念之间形成相互映射，使复杂的中医现象和医理得到形象的表达和理解，同时也使中医呈现出独特的民族气息。

　　总之，从"五行"到"五脏"的隐喻可以证明：隐喻，这一特殊的认知手段，既可以帮助人们丰富已有的词汇意义（如古人对自然界"五行"的逐渐深入认识），还可以帮助更好地表达新事物和性概念（如中医对人体"五脏"的不断认知）。于是，"近取诸身，远取诸物"的思维模式得以发扬壮大，更多的隐喻词语应运而生。

　　二　关于"本，末/标"

　　"本"为"木"下加"一"，《说文》有证："本，木下曰本。"这一横形象表明树根之所在。所以，"本"的基本意义是：草木的根。"末"与"标"同义，都指树梢，《说文》也有证："标，木梢末也。"根据它们的原型所指，"本，末/标"又可引申为下部和上部。

　　根据木根与木梢之间的关系，"本、标"分别指事物主次、先后方面，表示事物的根源和结局。"本、标"的关系在中医学里运用广泛。例如，从病因病机而言，（人体）正气为本，（致病）邪气为标；从疾病而言，原因为本，症状为标；从发病时间而言，先病为本，后病为标；从原发病与继发病而言，旧病是本，新病是标；在医患关系中，病人是本，医生是标；从病位来说，病在下、在内为本，病在上、在外为标……临证时须用标本关系分析病症的主次先后和轻重缓急才能确定相应的治疗步骤。对此，《素问·标本病传论》说："知标本者，万举万当；不知标本，是为妄行。"（译释：掌握了标本的缓急轻重，便可随机应变而万举万成。如果不懂逆从标本，就是所谓妄自行事）

根在下，只能内藏，梢在上，可以外显，基于"本、末"的这种特点，中医把"发病根源"喻为"本"，把"标志在外的症状"喻为"末"。《灵枢·寒热》有证："请从其本引其末，可使衰去。"（译释：从病源着手治疗，以引导患部的邪毒，使之消散）这里，"本"即"病源"，"末"具体指"患部的邪毒"。有根方有木，根是木的起点，梢则是木的出处。对于这一认知，杨上善说："起处为本，出处为末。"由此，"本、末"还可以指经脉的起止及所过之处。《灵枢·邪客》有证："必先明知十二经脉之本末。"（译释：首先必须明确十二经脉的起止）根与梢构成木的主体，所以，"本、末"又被用来喻指身体的主要部位。《灵枢·邪客》有证："其本末尚热者，病尚在。"（译释：凡胸腹和四肢还在发热的，是病邪未除）这里，"本"指"胸腹"，"末"指"四肢"，都是人体显而易见的部位。

从隐喻的生成机制而言，自然与人体之间"本，末/标"的相似性是古人在物质特征基础上通过借助联想、想象等高级抽象思维构建而成的。由此可见，相似性是一个复杂概念，它有主观、客观与度之分，同时受文化、传统、信仰等影响。不同民族可能发现相同事物之间具有不同的相似性，相似性使不同事物可以关联，也使不同事物有了各自独有的特征，这种特征使事物间有了区别，而区别才能使始源域与目标域之间的部分语义特征得到转移，从而产生隐喻。

三 从物象和建筑到人体

"物象"指具体实在、可以感知、不依赖于人的存在而存在的客观事物。在人体部位及穴位的命名上，中医常师法自然，特别是通过模拟自然物象或建筑结构等来创造生动意象，凸显人体特征，由此，很多实体隐喻得以生成。

1. 窍

"窍"在《黄帝内经》里被多次提及，分别有不同含义，是一个典型的多义词。要对"窍"有到位的理解，首先必须对它的本义进行溯源。"窍"的部件为"穴"，指"洞，窟窿"，有词为证：孔穴，石穴，虎穴等。"窍"的原始义即"穴"的所指，苏轼《石钟山记》有证："空中而多窍。（窍指孔洞）"与此类似，《素问·四气调神大论》说："心气内洞。"（注："洞，谓中空也。"）中医认为，同自然界的孔洞一样，人的目、耳、鼻、口等器官都有中空的"孔洞"，它们使人体与外界相通。可见，正是在对人体器官认知的基础上，通过取类比象，"窍"作为自然实体被映射到人体域，成为多义词的理据所在。

"窍"作为一个范畴，在《黄帝内经》里的组词有："九窍，七窍，上窍，下窍，空窍"等，这些词的形成源于一定的规则。首先，在体验基础上产生相应的范畴，然后，对范畴传达出的多个信息进行组装，最后，逐渐过渡到词汇层面，形成范畴的"词汇化"。对这样词语的具体解释可以生动例证：基于相同体验的概念之间通过家族相似性得以彼此关联，关联机制即为隐喻的认知性质。

首先，以"九窍"为例，《素问·生气通天论》说："天地之间，六合之内，其气九州、九窍、五脏十二节，皆通乎天气。"（译释：凡是天地之间，四时之内，无论是人的九窍、五藏、还是十二节，都是和自然之气相通的）《素问·阴阳应象大论》也说："六经为川，肠胃为海，九窍为水注之气。"这里的"九窍"指双目、两耳、两鼻孔、口，还有前阴尿道和后阴肛门之孔。其次，"七窍"指头面面部七个孔窍（眼二、耳二、鼻孔二、口）。例如，《灵枢·脉度》说："五脏常内阅于上七窍也。"（译释：五脏的精气，常从体内经历于面部之上，它的表现在七窍）另外，"上窍"指"七窍"；"下窍"指前阴尿道和后阴肛门。《素问·阴阳应象大论》有证："故清阳出上窍，浊阴出下窍。"还有，"空窍"即孔窍，泛指汗窍、津窍、精窍等外在的孔窍。《灵枢·邪气脏腑病形》有说："其气血皆上于面而走空窍。"同对"九窍、七窍"等的理解相同，"汗窍"指体表出汗的孔窍，即汗毛孔；"津窍"指舌下分泌津液的孔道，即金津穴和玉液穴；"精窍"指男性尿道口，因为这里为精液所出之处。可见，这些"窍"都是连接人体与外界的通道，与自然界的"窍"一样有异曲同工之妙。

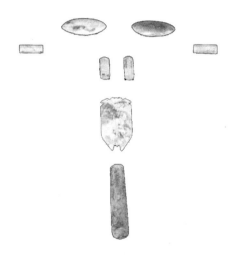

陪葬用玉九窍塞

资料来源：http：//blog.sina.com.cn/s/blog_ b0ede3d60101uxq9.html。

对于中医之窍与自然之"窍"的深度理解，《黄帝内经》里还有很多生动的描述。例如，《灵枢·脉度》说："五脏常内阅于上七窍也。故肺气通于鼻，肺和则鼻能知香臭矣；心气通于舌，心和则舌能知五味矣；肝气通于目，肝和则目能辨五色矣；脾气通于口，脾和则口能知五谷矣；肾气通于耳，肾和则耳能闻五音矣；五脏不和则七窍不通。"这段文字表明：五脏的精气分别通至七窍，五脏的功能状况可以从七窍的变化中反映出来。具体地说，舌、鼻、目、口、耳五官与五脏相配合，构成表里关系，即鼻为肺窍，目为肝窍，口唇为脾窍，舌为心窍，耳为肾窍。"心窍""肺窍""肝窍""脾窍""肾窍"又统称"苗窍"，即表露迹象的孔窍。通过审察苗窍，内脏的病变可以得到识别。

"窍"的使用充分体现了人认知域的转移，中医之所以如此称呼人体部位，是因为在古人的思想观念中，人体孔窍宛如与外界联系的窗口，是天地间元气与阴阳之二气出入的通道。"心窍""肺窍""肝窍"等中医术语的构成机制正是在于：古人在解释和理解中医现象时，往往通过隐喻思维与已知事物与现象进行比照，从而发现彼此间的相似与相通，将中医概念与自然概念进行并置，最终确定记录与表达的符号，使二者共同凝结出新的概念。

2. 溪，谷

"溪、谷"本指两山之间的水流，《尔雅·释水》有证："水注川曰溪，注溪曰谷。""溪、谷"还指山间的河沟，《水经注·汶水》有证："俯视溪谷，碌碌不可见丈尺。"自然界的"溪"是两山之间狭长而有出口的低地，"谷"是山里的小河沟，两者被映射到人体域里，成为人肢体肌肉之间相互接触的缝隙或凹陷部位的代称，大的缝隙处称谷或大谷，小的凹陷处称溪或小溪，《素问·气穴论》有证："肉之大会为谷，肉之小会为溪。"（译释：肌肉的大会合处叫"谷"，小会合处叫"溪"）在自然界，相对于"溪"，"谷"的数量少，有"谷"则有"溪"，"溪"常顺"谷"的走向而行，这些特点与人体的经络穴位极为相似。所以，除了人体部位，"溪、谷"还泛指经络穴位。具体地说，谷，相当于十二经脉循行的部位；溪，相当于三百六十五个经穴的部位。《素问·五藏生成篇》有说："人有大谷十二分，小溪三百五十四名，少十二俞。"中医穴位用"溪、谷"命名的就更为丰富。对此，《灵枢·本输》有很多记载，例如，"合谷，在大指岐骨之间，为原；阳溪，在两筋间陷者中也，为经。"又如，"溜于然谷，然谷，然骨之下者也，为荥；注于太溪，太溪内踝之后跟骨之上陷中者也，为俞"。另外，"溪"还有"后溪，天溪，侠溪"等；"谷"还有"前谷，陷谷，通谷，阳谷，阴谷，漏谷"等。它们虽指不同穴位，但都有一个共同之处，即"处于间隙凹陷处"，这正是"溪，谷"的构成位置。

从认知原理看，正是"溪、谷"与人体部位之间的相似原则形成了范畴之间的基本认知依据，两个范畴中的成员具有感知上的相似性，能够形成反映不同类别的心理意象，使人们能够通过跨域映射获得生动认知。具体地说，"溪、谷"与人体部位之间的联系，反映了一种基于物理性质，即形态、走向和位置之间的相似性。理解了自然界"溪、谷"的关系与形成，对于人体的"溪、谷"也就有了感性的认知。

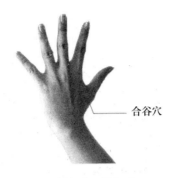
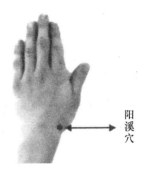

中医"合谷"穴　　　　　　　　　　中医"阳溪"穴

资料来源：左图，http：//tupian. baike. com/a0＿48＿03＿0130000092893412814 4032003381＿ jpg. html；右图，http：//www. acucn. com/blog/u/129/2336. html。

3. 井，泉，池，沟，丘，陵

类似"溪，谷"，其他很多自然物象也被隐喻为穴位名，典型的有"井"。"井"为地下出水点，连地表与地下为一体，人体"井穴"犹如自然之"井"，都位于手指或足趾的末端处，在经脉流注方面好像水流开始的泉源一样。《灵枢·九针十二原篇》有证："所出为井。"（译释：脉气所出的地方叫井）这一隐喻表明了中医的认知：经气所出的孔穴宛如水的源头。若把体表经脉比作地面河流，体内经脉就像是地下的水流暗道，"井穴"就是体表经脉的经水回流体内的井口，《黄帝内经》里记载的"井穴"都有沟通表里经脉气血的作用。例如，《灵枢·本输》有证："心出于中冲，中冲，手中指之端也，为井木。"（译释：心所属经脉的血气，出于中冲穴，中冲在中指之端，为井穴，属木）

其他类似的有："泉"，穴位名有"涌泉，曲泉、天泉、廉泉、阳陵泉、阴陵泉"等；"池"，穴位名有"凤池，阳池、天池、曲池"等；"沟"，穴位名有"支沟，蠡沟，降压沟"等；"丘"，穴位名有"外丘，商丘、梁丘、丘墟"等；"陵"，穴位名有"大陵、下陵、阳陵，外陵"等。对此，《灵枢·本输》有很多例证，各取一例如：肾出于涌泉，涌泉者足心也；入于曲池，在肘外辅骨陷者中；支沟，上腕三寸两骨之间陷者中也；丘墟，外踝之前下陷者中也；大陵，掌后两骨之间方下者也。"井，泉，池，沟，丘，陵"这些原本是一些常见的自然物象，中医根据穴位与这些物象在结构、功能等的相似点进行换域构建，从自然域映射到人体域，形成生动的概念隐喻，使这些词在自然物象的基础上增添了医学义项，成为多义词。通过具体、结构相对清晰的自然界概念——"井，泉，池，沟，丘，陵"，去理解相对抽象、缺乏内部结构的中医穴位概念。可见，隐喻作为基本的认知模式，确实能帮助我们理解抽象概念并进行抽象思维。

4. 宅，宫，府，堂，庭

人作为万物之灵，与其他动物一样，基于生存需要而有意识地建造巢穴，这就是建筑的雏形。建筑作为供人居住和使用的空间实体与人的日常生活密不可分。它们与自然物象一样构成了人生活环境的基础部分，所以，援物比类、观物取象的思维方式不仅使中医用客观存在的物象来认识和描述人体抽象概念，还通过模拟建筑结构及其特点来为人体部位命名，生动例证了隐喻作为人类基本认知方式的性质和在日常生活、语言和思维中无处不在的普遍性。

我国现存最早的住宅风水书《黄帝宅经》说："宅者，人之本，人因宅而立，宅因人得存，人宅相扶，感通天地。"这段文字强调了"宅"与人的和谐统一。的确，"住宅"是人类养精蓄锐，繁衍生息的场所，人的生活与"住宅"息息相关，对"住宅"的体验不可避免地引发了很多概念隐喻，《黄帝内经》把人体部位及穴位视作人所居住的屋室或财物的库藏，很多形象术语因此喻化而成，例如，肾脏被隐喻为"水火之宅""阴阳之宅"等。

此外，与"宅"相关的其他词也变成了中医里的隐喻词，"宫，府，堂，庭"就是典型实例，它们不仅具有本义还具有喻义，隐喻使它们变成了多义词。

具体地说，从字形看，"宫"的外围像洞门，里面的小框框像彼此连通的小窟，也就是人们居住的地方，在穴居野处时代指洞窟，后来是对房屋、居室的通称（秦、汉以后才特指帝王之宫）。对此，《说文》有证："宫，室也。"《尔雅·释宫》也有证："宫谓之室，室谓之宫。"中医借用"宫"的有形具体性来比喻身体难以描述的抽象概念，例如，《灵枢·胀论》说："膻中者，心主之宫城也。"位于胸口正中的膻中，上面被肺覆盖，下面被隔膜保障，就像清虚周密之宫，是心脏这一君主的居所，就像一座宫城。《灵枢·五色》也有说："王宫在于下极。"这里的"王宫"正是"心的处所"之喻指。此外，在《灵枢》里，"耳窍，掌中穴"还被分别喻为"听宫，劳宫"；心属火，被称为"火宫"；胞胎孕育的处所被称为"子宫"，这些术语都是由"宫"的功用喻化而成。

"府"，本义为"府库，府藏"，古时指国家收藏文书或财物的地方，中医将"府"的功能映射到身体域，通过隐喻，使它具有多义。例如，《素问·上古天真论》提到"洁净府"，净府指膀胱，是储尿器官。另外，《素问·脉要精微论》把"脉，腰，头"称为"血之府，肾之府，精明之府"。还有，在《灵枢》中，多次出现的"风府"为风聚集之处，中医认为，这是气生，气合，气动之所，是生命所在地，是人体大穴。这些隐喻生动刻画了前者与后者之间贮存与被贮存的关系，是实体隐喻的典范。

"堂"即厅堂，本义指正房，处于住宅院落正中位置，是家族权力的象征。中医把"堂"的功能与地位映射到身体域，通过隐喻，使它转换为人体部位名。例如，《灵枢·五色》说："明堂者，鼻也。"鼻子

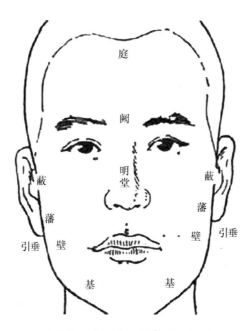

"明堂" 中国古人对鼻子的代称

资料来源：http://fenlei.baike.com/%E5%86%85%E7%BB%8F/prd=zhengwenye_left_kaifangfenlei。

凸起于脸的中央，能反映一个人的气魄，好鼻子要求明朗（鼻梁挺直）、润泽（有光泽度）和含蓄（不塌陷，也不过分隆起），这与坐北朝南、结构方正、光线充足而明亮的正房极为神似。鼻子是灵敏的器官，不同部位常出现不同颜色，《灵枢·五阅五使》有证："脉出于气口，色见于明堂。"中医可以通过诊查这些明堂色部来了解人的脏腑健康，这好比通过正房可以判断住宅的品质一样，两者的类比可以说惟妙惟肖。对此，《灵枢·五色》也有证："明堂润泽以清，五官恶得无辨乎？"（译释：鼻部的色泽显得清润，这样，五官的病色哪会辨别不出来？）中医还把人的"额头"比喻为"印堂"，认为这里是人精气元神聚集的地方，与人的健康休戚相关，这也是基于对"堂"本义的跨域联想。

"庭"，本义指"厅堂"，是用于聚会、待客等的宽敞房间，对"堂"的隐喻思维同样被运用于"庭"，《灵枢·五色》有证："庭者，颜也。"这里的"庭"即天庭，指额的中央，是中医诊察头面部疾患时的诊视部位。另外，中医里还有前庭（人体平衡系统的主要末梢感受器官）、后庭（肛门）等也是由隐喻喻化而成的术语。

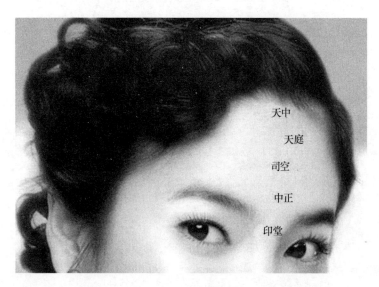

"天庭" 中国古人对额头的代称

资料来源：http://baike.sogou.com/v7652043.htm。

以上"宅，宫，府，堂，庭"从建筑域到中医域的映射可以凸显：隐喻的相似性除了事物之间在形状上的相似外，还可以是功能上的相似。对它们的详细分析还可以证明，隐喻是从始原域（如：建筑）的框架到目标域（如：人体）自动、无知觉的映射，所投射的结构与目标域的结构相吻合。

总的来说，关于物象和建筑到人体的隐喻，展示了人们对生存环境的认知是一个渐进的过程。在对身边诸物客观、具体而简单的认知基础上，古人对抽象、主观且复杂的人体现象产生由此及彼的联想和想象，再通过将已有经验投射到新的认知领域，由此形成了极富隐喻色彩的庞大词群，由此，很多简单的事物名称被赋予了深层次的医学意义。

第三节　心理相似性的隐喻

相似性是隐喻赖以存在的生命基石，这种相似性是多元化的。除了形态、构造、性质等物理意义之外，还有一种非物理意义上的相似，即心理相似性。具体地说，它们没有基于人体视觉、嗅觉、听觉、味觉和触觉等感官获得的经验，而是依据心理空间之间的相似性，将彼心理空间映射到此心理空间，是一种超越所获得的事物现象之间的相似性，是一种超感官的相似。一般而言，"由于文化，传说或其他心理因素使得说话者或听话者认为某些事物之间存在某些方面的相似"（束定芳，2009：168）。所以，人们为追求精神的自由，往往通过丰富的想象和联想，甚至说是一种悟性，在相距很远的事物之间构建关联，从而产生创造性隐喻。

为了达到信、达、雅的交际效果并满足隐丑扬美的审美心理，中医利用心理相似性，即心理感受上的相似，把主观上认为较为忌讳或不雅的事物改头换面，通过隐喻手段，用文雅的称呼来描摹代替，体现出一种委婉含蓄的风格，《黄帝内经》里关于"官"和"玉"等的隐喻正是这一相似性的生动体现。

一　从"官"到人体

《国语·晋语》说："上医医国，其次疾人。"《汉书·方技略》说："方技者，皆生生之具，王官之一守也。太古有岐伯、俞扮，中世有扁鹊、秦和，盖论医以及国，原诊以知政。"《千金要方·诊候》说："古之善为医者，上医医国，中医医人，下医医病。"这些来自不同时代的论说表明，自古医家就认为"医道通治道论"，即中医医理与治国之术相通。这是一种逻辑类比方式，与隐喻思维有异曲同工之妙。例如，《郁离子》用治病之理来向国君详细说明历史朝代更替的原因："治天下其犹医乎？医切脉以知证，审证以为方故治乱，证也；纪纲，脉也；道德刑政，方与法也；人才，药也。夏之政尚忠，殷乘其弊而救之以质；殷之政尚质，周乘其弊而救之以文；秦用酷刑苛法以钳天下；天下苦之，而汉乘之以宽大，守之以宁一，其方与证对，其用药也无舛。天下之病，有不瘳者鲜矣。"清代医家徐大椿在《医学源流论》中也有相似类比："治身犹治天下也。天下之乱，有由乎天者，有由乎人者。而人之病，有由乎先天者，有由乎后天者。先天之病，非其人之善养与服大药不能免于夭折，犹之天生之乱，非大圣大贤不能平也。"以"医道通治道"，古人用各种隐喻探讨治病人之法与治国之术的相通之处，在这样的文化背景下，很多中医词语也与关于国家治理和社会结构的词语有了直接联系，并通过隐喻方式实现了从源域到目标域、从一个心理空间到另一个心理空间的映射。

这里，通过"官"来分析这种映射是如何实现的。"官"是甲骨文字形的会意字，从"宀"，上古指房屋，"宀"之下原为甲骨文的"弓"字，"宀"与"弓"合成"官"就是"藏弓之所"。在上古，"弓"是权威的象征，善用弓矢的射手为能人，一般是部族首领，所以，"官"不是指一般房屋而是指官府，即官员办事的地方。从这一初始义引申出"官员"之意，《说文解字》有证："官，吏事君也。"官，就是侍奉君王的官吏。在这一原型义项的基础上，通过隐喻，"官"被赋予了各种中医指称。

张介宾说："官者，职守之谓。"官员各有不同职责，根据这一特征，中医把眼、耳、鼻、舌、唇称作"五官"，"五官"协同作用一起服务于人体"五脏"。《灵枢·五阅五使》记载："鼻者肺之官也，目者肝之官也，口唇者脾之官也。舌者心之官也。耳者肾之官也。"在"五官"里，鼻主管呼吸，目主管辨色，口唇主管受纳饮食，舌主管辨别滋味，耳主管听声音，"五官"各司其职，分工明确，正如朝堂之上分列的官员，各司其职，不可逾越。

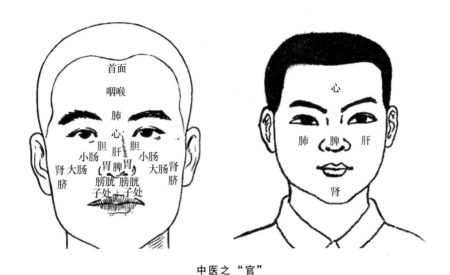

中医之"官"

资料来源：http://difang.kaiwind.com/jilin/jkys/201402/25/t20140225_1426210.shtml。

除了"五官"，中医还把包括"膻中（穴位名，又名'死穴'）"在内的人体五脏六腑称作"十二官"，《素问·灵兰秘典论》有详细记载：

> 黄帝问曰："愿闻十二藏之相使，贵贱何如？"岐伯对曰："心者，君主之官，神明出焉。肺者，相傅之官，治节出焉。肝者，将军之官，谋虑出焉。胆者，中正之官，决断出焉。膻中者，臣使之官，喜乐出焉。脾胃者，仓禀之官，五味出焉。大肠者，传道之官，变化出焉。小肠者，受盛之官，化物出焉。肾者，作强之官，伎巧出焉。三焦者，决渎之官，水道出焉。膀胱者，州都之官，津液藏焉，气化则能出矣。凡此十二官者，不得相失也。故主明则下安，以此养生则寿，殁世不殆，以为天下则大昌。"

对这段文字进行分析，"官"与"人体"的关系跃然纸上。中医认为，心居脏腑中最重要的位置，统摄五脏六腑，配合其他所有脏腑功能活动，起着主宰生命的作用，而五脏六腑则要负责保护心不受外界干扰。所以，若把人体视为一个国家，心就是"王"，是"君主之官"，至高无上。中医还认为，一般情况下，脏器受到伤害的时候，心是最后一个受到影响的。不过，因为心脏在五脏的最上头，底下无论什么脏器上有毛病，最终都能反映在心脏上。这与"国主"的命运同出一辙，也可视为"君主之官"的理由。从解剖角度分析，肺位于心之上，类似于君主的师傅，师傅常担宰相之责，帮助君主与百官沟通，恰似"肺朝百脉"（主管全身脉运行），所以，是"相傅之官"。其他，肝为"将军之官"，胆为"中正之官"，膻中为"臣使之官"，脾胃为"仓某之官"，大肠为"传道之官"，小肠为"受盛之官"，肾为"作强之官"，三焦为"决渎之官"，膀胱为"州都之官"，这些都是在对脏腑功能认知基础上形成的隐喻。总之，《黄帝内经》把"心"喻为统率一切生理现象的"君主"，心以下由肺、肝、胆、膻中、脾胃、大肠、小肠、肾、三焦、膀胱组成，它们分别为相傅、将军、中正、臣使、仓廪、传导、受盛、作强、决渎、州都等官员。对此，《灵枢·五癃津液别》也有类似记载："五脏六腑，心为之主，耳为之听，目为之候，肺为之相，肝为之将，脾为之卫，肾为之主。"这些生动的隐喻反映了中医"藏象学说"的精髓，使脏腑的生理功能、病理变化规律及相互关系得到生动解释。

从为"官"之道到中医之"官"的隐喻可以看到，认知初始，人们趋向于在不同事物之间找到外形特征和运动形态上的相似，但随着认知能力的提高，人们开始转向抽象事物与现象，通过对具体事物与抽象事物的相似性建立联系，使抽象事物的认知概念被形象化和具体化。在对世界的认知过程中，人们会获得心理或情感变化的微妙经验，这种经验没有具体形质却能被清楚感知。正是源于这种不自觉的经验，人们感知到"官员"的具体意义和中医之"官"的抽象意义具有相似性，于是将二者进行关联，从而在"官员"基础上生成众多中医术语，这些术语形象生动，易于理解。由此，再次证明，隐喻的功能是作为体验和体悟方式对世界进行诠释，它不仅是一种语言的表达方式，更是人类形成概念的基础。

二 从"玉"等到人体

《说文》记载："玉，石之美者，有五德，润泽以温，仁之方也。"《礼记》也说："君无故，玉不去身。"这些文字表明："玉"自古被认为是"珍贵，高尚，剔透，灵气"之象征，所以，汉字中的珍宝都与玉有关。"玉"常能勾起人美好的联想，《素问·玉版论》篇就是最好的见证：把"揆度"和"奇恒"两种方法（"揆度"具体指估量疾病的深浅而"奇恒"指辨别那些异乎寻常的疾病）"著之玉版，命曰合玉机"就是体现了古人对"玉"的珍重，这里的"玉机"就是"养生之机"的隐喻。利用这一心理，中医还给很多穴位冠以"玉"的美名，例如，"玉液，玉枕，玉户，玉堂，玉泉"等。此外，膀胱被称为"玉海"、男性阴茎被称为"玉茎"、处女子宫口被称为"玉门"等，都体现了一定的审美情趣。

除"玉"之外，其他一些隐喻也有异曲同工之妙。例如，《灵枢·百病始生》说："醉以入房，汗出当风伤脾，用力过度，若入房汗出洛，则伤肾。"这里，"入房"喻指性交。《素问·汤液醪醴论》说："开鬼门，洁净府，精以时服。"（译释：再想法让汗液畅达，小便通利，适时给药吃）这里的"鬼门"喻指汗孔，"净府"喻指膀胱。《灵枢·经筋》说："上结于髀，聚于阴器。"这里，"阴器"喻指男女外生殖器。《素问·上古天真论》说："月事以时下，故有子。"（译释：月经按时而行，所以能够生育）这里，"月事"喻指例假。《素问·阴阳别论》说："二阳之病发心脾，有不得隐曲，女子不月。"（译释：肠胃有病，就会发生严重的心痹症，病人经常感觉大小便困难，如果是女子的话，就会经闭不来）这里，"隐曲（隐蔽委曲之事）"喻指大小便；"不月"喻指经闭。这些现象或器官的别称使很多词在本义的基础上具有了独特的中医特色。

综上所述，从"人体器官"的各司其职，中医联想到"官"；从"养生"、某些器官与人体现象的重要性与隐私性，中医联想到"玉"等，这是一种自然的心理反应。这种心理使复杂的人体结构与深奥的中医医理和很多具体事物相关联，由此产生的概念隐喻使"官""玉"等得以多义化。"官""玉"等与人体器官、生理现象等相隔遥远，完全属于不同领域。可以说，在性质、形状、功能等方面，喻体与本体毫无关联，也无相似，但它们的隐喻却能勾起通常的联想关系和相对应的意象，还诱发了对新的搭配所构成的意象的想象，这是隐喻中的异常搭配被叫作"双重影像"（束定芳，2009：174），它们是中国文化背景下，古人审美心理的释放。与物理相似性相比，心理相似性更为自由，它能体现出"灵感思维的突破性、自涌性和创新性，能突破一切空间和时间的疆界，并根据施喻者的世界知识、对社会常规的把握、对人生经验和记忆，在特定的情景下不由自主地涌现出许许多多的意象"（王文斌，2007：243）。

第四节　容器隐喻

根据本书第三篇第二章，对空间的感知是人类最基本的认知能力。人们常借助对空间的体验来理解抽象概念，于是，一些无形的、难以名状的事物常被视为有形的、具体的容器，这就是最具代表性的本体隐喻——容器隐喻（container metaphor）。

顾名思义，容器隐喻就是将不是容器的事物、事件、物体的活动和转态等本体视为一种具有容纳能力的容器来理解，使其有形有界，便于描述。"容器隐喻来源于人体的结构。人的身体是个典型的容器，进食、呼吸、排泄都体现出容器的特征。人们通过人体自身大量的经验，逐步形成了关于'容器'的隐喻，并且把这个模式转移到其他类似的领域当中去"（陈忠，2007：333）。利用范畴与概念之间的相似性这一隐喻的基础，容器常常被用来隐喻内容、思想和观点的抽象概念。

古时候，中医在对自然界的认知过程中发现，很多描述外界事物的词语对于表达内在机体有生动形象的效果，于是选用它们来隐喻人体。由此，很多词从自然域延伸到中医域，有了不同所指，成为多义词。对此，《黄帝内经》里"海"的隐喻用法显得尤为突出，它们的产生与人们"近取诸身，远取诸物"的认知心理密切相关。

"海"是个会意字，它的古文字形左边像河流，代表水，水与人类生活息息相关，所以人对水有着最基本的认知。这一认知与表示"多"的右边"每"有机结合成"海"，表示水多势大，有海纳百川的气概。《说文》有证："海，天池也。以纳百川者。"在这一原型范畴的基础上，人们通过自然与物体相似性的联想，把源域映射为目标域，使"海"增加了"较大器皿"之喻义。中医利用这一喻义，把人体器官视为容器，把"海"这一自然事物隐喻为不同脏腑，或者说，把不同脏腑想象成各种"海"，使"海"概念化、多义化，呈现出特有的中医气息。

中国古代有"四海"之说,不仅指具体的东海、西海、南海和北海,而且还指海内之地,进一步泛指全国各地。通过取类比象,中医也提出了"四海"的概念。《灵枢·海论》指出:"人亦有四海、十二经水。经水者,皆注于海,海有东西南北,命曰四海……人有髓海,有血海,有气海,有水谷之海,凡此四者,以应四海也。"中医经络学说认为,十二经脉内流行的气血好似大地上的水流。自然之"海"里流动的是水状或液体状的东西,是江河之水归聚之处,有宽广辽阔、无边无际之态。这一被人熟知的有形而具体的概念被隐喻到中医域里,使"海"成为人体里气血精髓等精微物质汇集之所。具体而言,中医"四海"之中,脑是诸髓汇集之处,是储藏髓的容器,有"髓海"之称。《灵枢·海论》有证:"脑为髓之海。""血海"则是上至于头,下至于足,贯串全身的经脉——冲脉。冲脉总领诸经气血,当经络脏腑气血有余时,冲脉能加以储存;当经络脏腑气血不足时,冲脉能给予灌注和补充,以维持人体各组织器官正常生理活动的需要。此外,冲脉还有调节月经和主导生殖功能的作用,这些作用使冲脉不仅享有"血海"之名,

四 海	四 气 街	三 焦
脑(髓海)	头—脑	
膻中(气海)	胸 ┏膺 　　┣背俞┳肺 　　┗　　┗心	上 焦
胃(水谷海)	腹 ┏冲脉 　　┣背俞┳肝 　　┗　　┣脾 　　　　┗肾	中 焦 下 焦
冲脉(血海)	胫—气冲、承山、踝上下	

中医"四海"

资料来源:http://www.med66.com/html/2008/10/li80537365715101800215281.html。

还有"十二经脉之海"和"五脏六腑之海"之称。《灵枢·逆顺肥瘦》有证："冲脉者，五藏六腑之海也。"至于"气海"，《灵枢·海论》说："膻中者，为气之海。"这里，"膻中"指胸中部位，它是"肺之所居"。肺储藏人的宗气，或者说，"气积于胸中"，是以"膻中"享有"气海"之称。还有"水谷之海"，《灵枢·海论》说："胃者，水谷之海。"《灵枢·五味》也说："胃者，五脏六腑之海也。水谷入于胃，五藏六府皆禀气于胃。"胃是受纳、腐熟水谷的器官，也是五脏六腑的营养之源，所以被称为"水谷之海"和"五脏六腑之海"。

除了"四海"之外，中医还把先天精气的蕴藏和人体生化的来源之处，即命门，隐喻为"精海"；把位于下腹部的水液汇聚之所，即膀胱，隐喻为"玉海"；把肛门与外生殖器之间的部位，即会阴，隐喻为"海底"。此外，"照海、少海"两个穴位名也凸显出"海"在中医学里生动隐喻的力量。在"照海"里，"照"指"照射"，"海"为"大水"。这一名称意指此穴位为经水大量蒸发的位置。确切地说，从足内测的水泉穴传来地部经水，经水在这里形成一个较大的水域，水域平静如镜，较多地接收受天部照射的热能而大量蒸发水液，所以该穴被称为"照海"。同理，在"少海"里，"少"为阴性，指"水"；海有"大"之意，是百川所归之处。这一名称意指此穴位是经水汇合的地方，汇合的水液宽深如海，犹如水流入海之意象，所以以"少海"命名。

以上种种"海"的中医术语表明，古人趋向于把自身身体视为一个个有边界的容器，不断将精、气、体液、水、养分等置入其中或排泄其外。这就是典型的容器隐喻。

《淮南子·泛论训》说："百川异源，皆归于海。""海"是百川汇聚之处，中医认为人体运转物的总汇之处正如百川汇海一样，所以可以用"海"进行多种隐喻。"海"从自然物名转化为人体器官名，这种命名方式反映了古人师法自然的倾向，同时也体现了中医主客认同的思维方式。总之，通过自然之"海"的概念构建到人体之"海"的概念，隐喻体现了两个范畴之间的内在联系，两个范畴之间的认知域虽然不同，但正是自然之"海"的客体物质传神地表达出了看不见、摸不着的抽象事物——人体之"海"，这就是隐喻的理解功能所在。

综上所述，对《黄帝内经》里多组（个）隐喻词的分析可以生动例证：隐喻并非一种单纯的语言修辞手段，而是一种基本的思维工具，通过隐喻建立的概念系统主宰着人类感知现实，认知万物，诠释世界和生命的方式和角度。同时，隐喻概念的形成与人体对环境和文化的体验密不可分，正是在这种关联中，大量自然和社会域里的词语成为中医术语，通过这些术语，我们可以探究到古人的基本认知思维和心理行为。

第三章 《黄帝内经》的转喻例证剖析

第一节 转喻的分类

转喻研究必然涉及分类问题，分类的基础在于对转喻性质的理解。认知语言学把转喻视为一种"理想化认知模式"（Idealized Cognitive Model）。按照 Lakoff（1987）的解释，ICM 是一种复杂的认知模式，源于人对某领域中的经验和知识所做出的抽象而统一的理解，反映的是一个有组织的知识域。根据同一认知领域 ICM 中转体与目标的关系，Radden 和 Koveces 将转喻分为两大类：整体与部分，整体的部分与部分之间的互换（1999：56）。显然，这一划分极为局限，因为 ICM 的建构是多个认知模型的组合。只有把不同认知对象整合起来，找出其中可以关联的机制，才能把握事物的本质并理解语言表达的意义。所以，对于转喻的分类应该是多角度与多元化的。

如前所述，Langacker 认为，转喻是一种参照点现象。根据他的分析，个体在各种因素作用下得以凸显成为参照点，即本体。因为本体中含有喻体的特征，或者说，喻体能反映本体的某一特征，所以可以代替本体，从而形成转喻。本体与喻体之间可能含有多种对立的逻辑关系。例如，"人类（human）→非人类（non - human）；整体（whole）→部分（part）；具体（concrete）→抽象（abstract）；有形（visible）→无形（non - visible）等"（束定芳，2009：197）。在此基础上，Peirsman 和 Geeraert 对转喻进行深入分析，提出了 23 种转喻模式（2006：276—277）。虽然它们显得有些杂乱无序，但却能详细反映转喻类型之间的关系，为转喻的细化研究构建了一张概念地图。

本书根据对《黄帝内经》的研究，从 Peirsman 和 Geeraert 的转喻模式中选取"单个实体与总体（single entity &collection），客体与数量

（object & quantity），特征与实体（characteristic & entity），原因与结果（cause & effect），行动与参与者（action & participant），方位与所在（location & located），物质与客体（material & object），容器与被容纳物（container & contained），拥有者与被拥有者（procession & processed）"进行加工改编，梳理出九类有代表性的转喻：整体与部分，范畴与成员，特征与实体，因果转喻，行为转喻，方位转喻，构成转喻，容器转喻和所属转喻，并用鲜活例证来检验转喻对一词多义的解释力。

第二节 整体与部分

由于转喻涉及两个相关认知域之间的相似性和关联性，往往通过显著度高的认知域"过渡"到显著度相对较低的认知域，所以，事物的整体与其构成部分之间的替代关系成为其进行转喻思维的依据，因此，整体与部分之间的互换成为其最为基本的形式。整体包括部分，部分构成整体，整体与部分不可分，这类转喻包括整体转指部分和部分转指整体两种类型，体现了同一认知域内的互换关系，是概念"邻近性"的典型代表。同时，这种转喻还会映射到词语的不同义项中，要么成为固定表达，在很多场合被广泛使用；要么成为临时表达，在某一场合临时运用。在《黄帝内经》里就有很多这样的转喻和使用。

这里，首先以"手，足，身，味"为例来阐释整体到部分的转喻。

对于"手，足"，《素问·脉要精微论》有证："……其有燥者在手……其有静者在足。"（译释：其脉象浮而燥的，病在手三阳经；其脉象细而静的，病在足三阴经）"手三阳经"是分布在手臂外侧的三条经脉，"足三阴经"是分布在腿内侧的三条经脉。在这里，用"手"代替"手三阳经"，用"足"代替"足三阴经"，正是整体到部分的转喻。这一组转喻还证明，邻近性是转喻的基础和重要特征，被视为构成概念的语言之外的关系。正是源于"手"与"手三阳经"，"足"与"足三阴经"等两个词之间的意义邻近，整体与部分之间的转喻得以建立，两组不同的词也得以相互联系。可见，选取事物易被理解和容易被感知的方面代替事物的整体或部分，是转喻作为认知特征的主要表征。

对于"身"，《说文》解释："身，象人之形。"身是身躯的总称，本义为"人的躯干"，它的甲骨文极似一个腹部隆凸的人形。据此，可以联想到妊娠中的妇女。妊娠发生于女性小腹的"胞宫",即子宫,是一个产生月经和孕育胎儿的身体器官。这一由此及彼的认知过程,使"身"被转喻为"胞宫",进一步还代指"胞宫"里孕育着的"胎",二者都是母体的一部分。所以,"身"的使用也是由整体转指部分。对此,《素问·腹中论》有证:"身有病而五邪脉也。"(译释:腹中胞宫阵痛而无患病脉象)

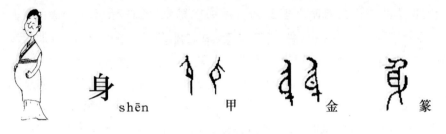

"身"字的演变

资料来源:http://www.thn21.com/base/zi/14223.html。

对于"味",《素问·至真要大论》有证:"正其味,则其要也。"(译释:确定其相应的药味,就是进行治疗的要领)"味"本指舌头尝东西所得到的感觉,在这里用来转指"药味",也是整体到部分的转喻。

从以上"手,足,身,味"的多义化可以看到,由于这些单音节概念具有易理解、易识别和便于使用的特点,能满足人们心理和交际实用性和经济性的需要,因而被转喻为身体中的不同部位,它们在《黄帝内经》中的引申义所概括的对象与"手,足,身,味"的本义是借助性质相似、位置相似、功用相似等来实现类比、关联和移植的。

部分到整体的转喻可以"寒暑,中府"为例来阐释。对于"寒暑",《素问·五行运大论》有证:"寒暑六入"(译释:一年四季寒暑往来,六气下临自外而入)"寒暑"是气候的冷和热,本来指寒冬暑夏,实际上指一年中的两季,在这里转指"一年四季",是典型的用部分代替整体。对于"中府",《素问·离合真邪论》有证:"调之中府,以定三部。"(译释:调于冲和胃气,以定三部脉象)"中府"本是手太阴肺经穴，位于胸前壁的外上方，作用之一是"和胃利水"，这里用"中府"转指"胃"，是部分到整体的转喻。"寒暑，中府"正是通过部分概念代替整体概念，是人类对事物与现象进行认知和理解的一种灵活策略。

通过整体与部分之间的转喻途径，《黄帝内经》里的"手，足，身，味，寒暑，中府"在原义基础上被增添了更多的含义，成为多义词。

第三节　范畴与成员

人的认知既表现为从个体到整体，也表现为从整体到个体，可以是同一域内的互换，也可以是不同域间的转指，其中涉及范畴到成员，即总称到特指的转喻。这里以《黄帝内经》里的"毒，善恶，舍，方士"为例加以具体说明。

对于"毒"，《素问·至真要大论》有证："有毒无毒，何先何后？""有毒，无毒"本是总称概念，指"有毒物质，无毒物质"，但在句中分别特指"作用剧烈或攻邪的药物，作用和缓或补益的药物"，这就是以范畴转指特定成员。关于"毒"的这种转喻，在《素问》里随处可见，而且还被细化。例如，《素问·无常政大论篇》："寒毒不生……湿毒不生……热毒不生……清毒不生……燥毒不生……"（译释：性寒物不宜生……性湿物不宜生……性热物不宜生……凉盛物不宜生……性燥物不宜生……）"毒"是"气偏盛之物，包括食物与药物"。这里的各个"毒"又分别转指寒性、湿性、热性、凉性、燥性食物和药物，这是范畴与成员关系的生动体现。

对于"善恶"，《素问·玉机真脏论》有证："然则脾善恶可得见之乎？"（译释：那么脾的正常作用与异常脉象可以见到吗？）"善"本为总称概念，是"好的行为或品质"的泛称，在本句中特指"脾滋养四脏的作用"，这是"脾的善举"；"恶"本也是"犯罪的事，极坏行为"的泛称，在句中特指"脾不能发挥应有的作用而出现异常的脉象"，两者都是从范畴到特定成员的转喻。

对于"舍"，《灵枢·胀论》有证："岐伯曰：'三者皆存焉，然非胀之舍也。'黄帝曰：'愿闻脏之舍。'"（译释：岐伯说：胀病与血脉、脏、腑三者都有关系，但都不是脏的病所。黄帝道：你讲讲脏的病所。）"舍"本是"客店，房屋，住宅"的总称，在这里特指"病所"，即人体脏腑发病的所在位置，还是范畴到成员的转喻。

对于"方士"，《素问·至真要大论》有证："余锡以方士，而方士用之尚未能十全。"（译释：我把这些原则告诉医生们，而医生们也用于治疗中，但仍然不能做到尽善尽美）在我国古代，除了六书：礼、乐、书、数、射、御外，其他一切百工技艺都叫方术。所以，"方士"是中国古代用自然的变异现象和阴阳五行之说，来推测、解释人和国家的吉凶祸福、气数命运的医卜星相、遁甲、堪舆和神仙之术等的总称。可见，"方士"本是一个内涵极广的概念，在这里，"方士"特指"医生"，也是范畴到特定成员的转喻。

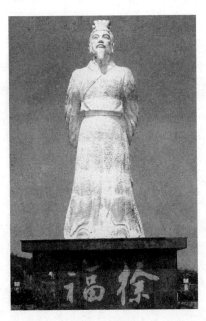

"方士"徐福

资料来源：http://tupian.baike.com/a4_42_29_0130000037725124296295373971.html。

通过范畴到成员的转喻思维，《黄帝内经》里的"毒，善，恶，方士，舍"在原义基础上被增添了更多的含义，成为多义词。

第四节 特征与实体

人类的思维具有灵活性和经济性特点，在对世界体验和认知的过程中，往往首先处理易于注意的事物或现象，并根据其凸显属性或特征予以命名。例如，人类常常依据事物性状、外形特点、色彩属性等给事物命名。总之，这一认知使人趋向于用具体的、有形的、可感知的概念去表达抽象的、无形的、不易感知的概念，所以用具体特征来转喻抽象的事物概念成为必然。这类转喻性的喻体具有较强的规约性，符合人们的认知原则，容易被人们接受。

这里以《黄帝内经》里的"毛、羽、鳞；钩、毛、石；寒"为例加以具体说明。

对于"毛、羽、鳞"，《素问·五运行大论》有证："其用为动，其色为苍，其化为荣，其虫毛；其用为燥，其色为赤，其化为茂，其虫羽；其用为藏，其色为黑，其化为肃，其虫鳞。"（译释：其用表现为发动，其色表现为青色，其化表现为欣荣，其虫表现为蓄毛；其用表现为燥动，其色表现为赤色，其化表现为繁茂，其虫表现为有羽；其用表现为闭藏，其色表现为黑色，其化表现为清肃，其虫表现为有鳞）"毛、羽、鳞"本是不同动物的主要特点，在这里，分别用来代替"有毛动物，羽类动物，有鳞动物，如鱼蛇之类"，这正是从动物特征到动物范畴的转喻。

对于"钩、毛、石"，《素问·平人气象论》有证："钩多胃少曰心病……毛多胃少曰肺病……，石多胃少曰肾病。"（译释：钩脉多而胃气少，是心病的表现……毛脉多而胃气少，是心病的表现……石脉多而胃气少，是心病的表现）"钩"本指古代有地位的人佩戴的一种腰带（带钩）或腰带上的挂钩，通常由玉或铜制成，触摸到的感觉是圆、滑、大。"毛"和"石"给人的感觉是"轻、虚、漂浮"和"沉、滑"。中医利用这些特征，生成术语"钩脉，毛脉，石脉"，还生成中医四季脉象的术语"春弦、夏勾、秋毛、冬石"，它们都是用事物特征转喻人体脉象范畴。

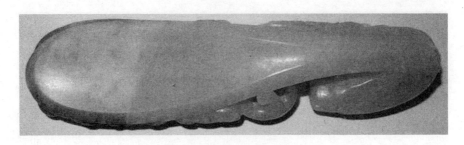

中国古人佩戴的玉钩

资料来源：http：//shop. sssc. cn/。

对于"寒"，《素问·六元正纪大论》有证："用寒远寒。"（译释：用寒法要远离寒气或用寒药要避免寒冷气候）《说文》记载："寒，冻也。""寒"本有"冷"之意，在中医里指由寒邪引起的机能衰退的病症，这句里第一个"寒"转指"属寒的方法，如寒性药物，食物等"。这些东西主要有清热、泻火、解毒、凉血等功能，而这些功能统称为"寒"，这是在用主要特征来转指食物或药物范畴。第二个"寒"转指"主时的寒气"。寒气是一种致病广泛、杀伤力很强的致病邪气，这种邪气因人体受寒而成，所以，"寒"也是其主要特征。这是用特征转喻这一类邪气的范畴。

通过特征与实体之间的转喻思维，《黄帝内经》里的"毛，羽，鳞，钩，石，寒"在原义基础上被增添了更多的含义，成为多义词。

第五节　因果转喻

万物起源皆有因。因果关系是人类在自然界和社会中最基本、最普通的认知体验，反映了自然现象和事物发展的逻辑关系。人在对事情发展的认知中，常趋向于用结果表达造成该结果的人或事（原因），或用原因表示造成的结果。这里以《黄帝内经》里的"满，寒，粗，上，贵、贱，喜、怒，疼，蛊"为例加以具体说明。

对于"满"，《素问·大奇论》有证："肝满，肾满，肺满皆实，即为肿。"（译释：肝、肾、肺脉盛满都属于实，都可以出现壅塞的病象）这里，"满"是脉旺盛的结果，用"满"转指"脉象雍满盛实"，这是用结果来转指该结果的原因，由此出现形容词与名词相互之间的功能转移。

对于"寒"，《素问·五常政大论》有证："心畏其寒。""寒气"也称"寒水之气"，在中医里指肾水之性，即水气，这是人体受寒时，体内水气凝滞不化所产生的东西。"寒气"自然导致"寒"，也就是"寒冷"的感觉，所以，"寒气"与"寒"是一种因果关系。该句用"寒"转指"寒气"，就是用结果转指造成该结果的事物。

对于"粗，上"，《灵枢·九针十二原》有证："粗守形，上守神。"（译释：低劣的医生只能拘守形迹，不知变化；高明的医生则能根据病人神气的盛衰，采用补泻手法）"粗"本为"疏忽，不周密，粗笨"之义，这里指技术低劣的医生；"上"为"质量高"之义，这里指技术高明的医生。这是用结果表示造成该结果的人。"粗"与"上"形成形容词与名词相互之间的功能转移。

对于"贵、贱"，《灵枢·岁露论》有证："虚邪之风，其所伤贵贱何如？"（译释：属于虚邪的风，伤人的轻重多少，怎样来判断？）这句用"贵贱"转指"多少"，具体指患病的人数有多有少，表现的是虚邪贼风（从孔隙透入的，不易察觉而可能致病的风）为害程度的轻重，"贵"是"稀少"的结果，"贱"是"繁多"的结果，这也是用结果转指原因。

对于"喜、怒"，《素问·气交变大论》有证："故大则喜怒近，小则祸福远。"（译释：所以，五星大就距喜怒近，五星小就离祸福远）"祸福"使人产生"喜怒"，前者为因，后者为果，用"喜、怒"转指"祸，福"就是以结果代替原因。

对于"疼"，《素问·痹论》有证："痹，其时有死者，或疼久者，或易已者，其何故也？"（译释：患了痹病以后，有的引起死亡，有的痹久不愈，有的容易痊愈，各是什么原因？）"痹"在中医里指由风、寒、湿等引起的肢体疼痛或麻木的病。《说文》有证："痹，湿病也。""疼"是因"痹"产生的一种感觉，前者为因，后者为果，用"疼"转指"痹"也是以结果代替原因。

与结果转指原因相比，原因转喻结果的例证显得很少。这里以"蛊"为例，《灵枢·热病》说："男子如蛊女子如怚。"（译释：男子腹胀如蛊，女子郁阻之病）《说文》记载："蛊，腹中虫也。""蛊"本指"人肚子里的寄生虫",这里用"蛊"转指"男子的胀病",这种病是由蛊引起的,"蛊"是原因,这就是用原因转指结果。

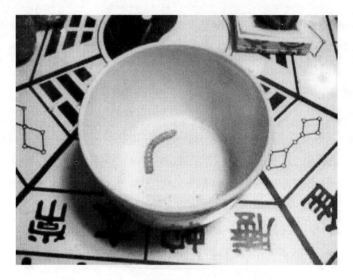

腹中虫 蛊

资料来源:http://bbs.07430743.com/thread - 884202 - 1 - 1.html。

通过因果转喻思维,《黄帝内经》里的"满,寒,粗,上,贵,贱,喜,怒,蛊"被用来转指与之相关的具体事物,在原义基础上延伸出更多意义,成为多义词。

第六节 行为转喻

行为包括施事、受事、行为本身、行为方式和行为后果等模式,它们之间的相关性,使转喻得以形成。这里以《黄帝内经》里的"乳子,死,上下,出入,徐,往来,逆顺,亡"为例加以具体说明。

首先,关于"乳子"的转喻。"乳"的甲骨文形似一位母亲正在用奶喂养因饥饿而张大口的孩子,所以,"乳"的初始义为"喂养"。"喂养"之对象为所生之子,在此认知基础上,"乳"被赋予"产、生"之义。对此,《说文》有证:"人及鸟生之曰乳。"李今庸在《古医书研究》说:"其'乳'字训'产'或训'生',皆谓今之分娩。"可见,

"乳"为"分娩","子"常指男婴或女婴,"乳子"即"分娩婴儿"。这是一种行为,但在《素问·通评虚实论》里:"乳子而病热……乳子中风热。"(译释:产妇患了热病……产妇中风热邪气)"乳子"被用来转指发出动作的人,即"产妇",可见,这是一种典型的行为转喻。

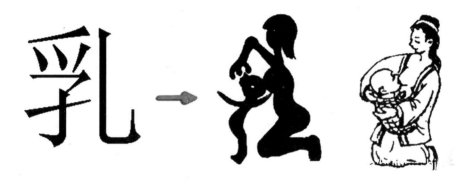

甲骨文"乳"

资料来源:http://blog.sina.com.cn/u/1493617067。

对于"死",《素问·平人气象论》有证:"但弦无胃曰死。"(译释:只弦而无胃气,则为春的死脉)《说文》:"死,民之卒事也。"《列子·天瑞》也说:"死者,人之终也。"可见,"死"本是一种行为,即"生命终止",这里被用来转指"死脉"。

对于"上下",《素问·至真要大论》有证:"上之下之,摩之浴之。"(译释:或用升陷,或用降逆,或用按摩,或用药浴)这句里的"上"转指"升法",即将患肢下陷处反复上提以恢复原状的一类手法;"下"转指"降法",即"降逆潜伏之法"。这里,"向上"和"向下"的动作趋向分别促成了升法和降法这两种不同的推拿手法。

对于"出入",《素问·阴阳类论》有证:"出入不知。"(译释:饮食二便不调)"出""入"本都是动词,这里用"出"转喻"大小便",因为它们是排出体外的残渣废物;用"入"转喻"饮食",因为它们是进入人体维持生命的物质。

对于"徐",《灵枢·九针十二原》有证:"徐而疾则实,疾而徐则虚。"(译释:慢进针而快出针,针出后急按针孔的为补法,快进针而慢出针,针出后不按针孔的为泻法)"徐"表示"慢步走",《说文》有证："徐，安行也。""疾"与"徐"相对，表示"快步走"，两者都是一种行为。在这里，"徐"被转指为"慢进针，慢出针"，"疾"被转指为"快出针，快进针"，二者都是针刺速度的生动表现。

对于"往来，逆顺"，《灵枢·九针十二原》有证："往者为逆，来者为顺，明知逆顺，正行无问。"（译释：气去时经脉空疏为逆，气来时经脉充实为顺，懂得逆顺之理，就可以大胆地依法针刺）"往"有"去，到"之义，与"来"相对。"逆"有"向相反方向活动"之义，与"顺"相对。在这句里，"往"转指"气去"，所以是"逆"；"来"转指"气至"，所以是"顺"。"往，来，逆，顺"都是在用行为本身转指行为模式。

关于"亡"，《灵枢·通天》有证："见人有亡，常若有得。"（译释：见到别人有了损失，他就幸灾乐祸，洋洋得意）"亡"有"逃亡，死亡，丢失，丧失"等行为之义，《说文》有证："亡，逃也。"在这句里被转喻为"损失、不幸之事"。

通过行为转喻思维，《黄帝内经》里的"乳子，死，上，下，出，入，徐，往，来，逆，顺，亡"本都是动词，表示一种行为，因转喻而成为动、名兼类词，被用来转指与之相关的具体事物，在原义基础上延伸出更多意义，成为多义词。

第七节　方位转喻

地点、位置与处于该地或位置的人、机构、事件等密切相关，这些因素之间的替代属于地点转喻。在《黄帝内经》里，表示"表里，前后，上下，左右"的几个方位词就常被用于转喻。

对于"表里"，《素问·厥论》有证："阳气起于足五指之表，阴气起于五指之里。"这里，"表"转指"足趾外侧"，"里"转指"足趾内侧"，是一种典型的方位转喻。

对于"前后"，首先，《素问·脉解》有证："所谓得后与气则快然如衰者。"（译释：在大便与矢气，即"放屁"后，人会感到爽快而病解）中国古时，"肛门"又被称为"后庭，后窍，后阴"，"后"有"肛门"之义，这里的"后"被转指为"大便"，正是古人源于对大便从肛门排出体外这一生理现象的认知。其次，《灵枢经·邪气藏府病形》说："足不收，不得前后。"（译释：两足伸而不能屈，大小便不通）男、女外生殖器及尿道的总称被称为"前阴"，而小便正是从尿道排出，用"前"转指"小便"，"前后"转指"大便、小便"，也同"后"的道理一致。当然，里面还涉及古人的审美心理。还有，《素问·六元正纪大论》说："肠鸣而为数后。"（译释：肠鸣之后频频下痢。）用"后"转指"下痢（腹泻）"，也是源于对肛门排出稀便的认知。

关于"上下、左右"的转喻更为丰富。第一，《素问·六微旨大论》说："上下有位，左右有纪。"（译释：司天在泉主治各有其位，左右间气运转各有其纪）这里，"上下"转指"司天与在泉"两个运气术语。"司天"在上，主上半年的气运情况，所以用"上"转指"司天"；"在泉"在下，主下半年的气运情况，所以用"下"转指"在泉"。同理，该句的"左右"转指"司天之气或在泉之气的左间气、右间气"，也表现出一种对方位与所指关系的认知。第二，《灵枢·动输》说："故阴阳上下，其动也若一。"（译释：由于手太阴寸口脉和足阳明人迎脉的经气是互相贯通的，所以它们的搏动是一致的）"上下"转指"人迎"和"寸口"两个部位，"人迎"在颈，所以用"上"转指；"寸口"

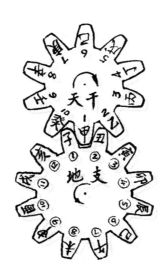

天干地支：一对齿合的齿轮

资料来源：http://zhangzhuo1970. blog. 163. com/blog/static/331383220146243228390/。

在手，所以用"下"转指。第三，《素问·天元纪大论》说："上下相召奈何？"（译释：天地之气怎样上下感召？）"上下"转指"天地"，因为天在上，地在下。第四，《灵枢·刺节真邪》说："上寒下热……上热下寒……"（译释：腰以上寒冷，腰以下发热……腰以上发热，腰以下寒冷……）"上，下"分别转指"腰以上，腰以下"，这是用方位表示人体的具体部位。第五，《素问·六微旨大论》说："上下不同，求之亦异也。"（译释：天干地支上下不同，推求方法气运各异）"上下"转指"天干地支"。天干在上，指甲、乙、丙、丁、戊、己、庚、辛、壬、癸，为"十天干"；地支在下，指子、丑、寅、卯、辰、巳、午、未、申、酉、戌、亥，为"十二地支"。两者按固定的顺序互相配合，形成中国古代历法纪年，也被用于算命或占卜。

　　从以上对方位转喻的探讨可以看到，转喻并非一种单纯的语言修辞手段，而是植根于对事物和现象体验与认知的一种基本思维模式。人类生存的世界是一个万千事物相互关联的整体，在这个整体中，人类通过逻辑推理，建立了强大的转喻系统，使人能由此及彼地建立对事物的识别与认知。正是在这样的思维模式下，通过方位转喻思维，《黄帝内经》里的方位词"表，里，后，左，右，上，下"被用来转指与之相关的具体事物，在原义基础上延伸出更多意义，成为多义词。

第八节　构成转喻

　　在对自然界的认知过程中，人们趋向于选择典型的、具有使用功能的事物作为喻体转喻非典型的、无使用功能的目标，这是构成转喻的心理机制。具体地说，事物是由物质、材料构成的整体，事物可代表它所含的物质和材料，物质和材料也可表示其构成的事物整体，这就是构成转喻。这里以《黄帝内经》里的"水，膏粱菽藿，石"为例加以具体说明。

　　对于"水"，《素问·腹中论》有证："动之为水溺涩之病。"（译释：否则会引起小便涩滞的病）"水"转指小便，这是从构成到整体的转喻，这从"小便"的构成便可一目了然：水（占96%—97%）＋尿素、尿酸、肌酐、氨等非蛋白氮化合物、硫酸盐等＝尿。

　　对于"膏粱、菽藿"，《灵枢·根结》有证："膏粱菽藿之味，何可同也？"（译释：那些饮食精美的王公大人与饮食粗劣的布衣匹夫怎么可以相同呢?)"膏"指肥肉,"粱"指细粮,是肥美食物的构成部分;"菽"指豆类,"藿"是豆叶,是粗劣杂粮的构成部分。"膏粱"和"菽藿"分别转指贵族阶层和平民阶层的饮食,这是用构成物质转喻事物整体。

对于"石",《灵枢·九针论》有证:"形乐志乐,病生于肉,治之于针石。"(译释:形体和精神都很舒适,好逸恶劳的人,生病多在于肌肉,宜用针砭刺治)"石"转指"砭石",即石针,是古代切刺皮肤、排脓放血的手术工具,用材料(石)转指构成的整体(石针),同样属于构成转喻。

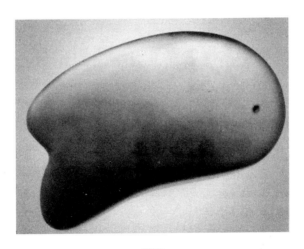

砭石

资料来源:http://tupian.baike.com/a1_46_10_01300000329092123683101256215_jpg.html。

通过构成转喻思维,《黄帝内经》里的"水,膏粱,菽藿,石"被用来转指与之相关的事物,在原义基础上延伸出更多意义,成为多义词。

第九节 容器转喻

容器转喻包括用容器代表容纳物以及容纳物代表容器两种类型。这里,以《黄帝内经》里的"胃,书卷,血"为例加以具体说明。

对于"胃",《素问·平人气象论》有证:"弦多胃少为肝病。"(译释:弦,即中医脉象名,多而胃气少,是肝病的表现)"胃气"是胃的精气,是胃生理活动的物质基础,表现为胃受纳和腐熟饮食的功能活动。"胃气"储藏在胃里,所以,胃可以被视为"胃气"的容器,而"胃气"则是胃的容纳物,用"胃"转指"胃气",正是用容器转指容纳物。

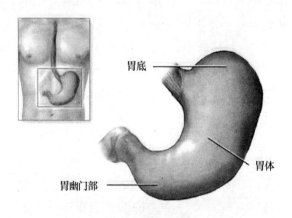

胃底

胃体

胃幽门部

胃:胃气之容器

资料来源:http://tw.swewe.net/word_show.htm/1919995_1。

对于"书卷",《灵枢·刺节真邪》有证:"此刺之大约,针之极也,神明之类也,口说书卷,犹不能及也。"(译释:这是针刺中关键的地方,也是针法中最高的技术,必须心领神会,口中说的和书上记载的,还不能把它表达出来)古代书本多为卷轴,被称作"书卷",如果把"书卷"视为容器,其中的知识就是容纳物。用"书卷"转指"关于针法的知识记录",也是用容器转指容纳物。

对于"血",《灵枢·九针论》有证:"阳病发于血。"(译释:心为阳脏而主血脉,发病也多在血脉)血脉是人体内流通血液的脉络,可以被视为血的容器,血则是血脉的容纳物。用"血"转指"血脉",是用容纳物转指容器,这与"胃,书卷"的转喻方式恰好相反。

通过容器转喻的思维模式,《黄帝内经》里的"胃,书卷,血"被用来转指与之相关的事物,在原义基础上延伸出更多意义,成为多义词。

第十节　所属转喻

前面说过，转喻是相同模式内的一个范畴通过映射作用激活另一个范畴的过程。在生活中，人们通常选取清楚明白、相关性强的事物来转指模糊而不确定的事物，所属转喻正是基于这样的交际原则。顾名思义，所属转喻指所属者与所属物之间相互替代可以产生的转喻。对此，Croft（1993）曾举例："There are a lot of good heads in the university."在"university"（大学）这一语境下，"heads"作为所属物代替了其所属者——"有智慧的人"，这种转喻的功能正是为了达到交际的准确性与经济性。《黄帝内经》里的"布衣，髫"正是这一转喻的生动例证。

"布衣"本指中国古代专属于平民百姓穿的廉价衣服，用来转指"平民"。例如，诸葛亮在《出师表》里写道："臣本布衣，躬耕于南阳。"在《灵枢·根结》也有这一因认知而形成的转喻："此皆布衣匹夫之士也。"（译释：但这些都是指一般平民而言。）这是典型的用所属物转指所属者。

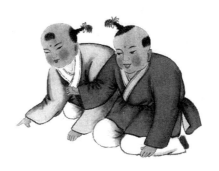

古代儿童的"髫"

资料来源：http://wutongliesou8430.blog.163.com/blog/static/778660172010084115051965/。

"髫"本指古代小孩额上扎起来的下垂头发，在跑动时会一颠一颠地动着，像是在点手打招呼，非常童趣化，所以常被转指为"幼童"。例如，陶渊明在《桃花源记》里写有"黄发垂髫，并怡然自乐"。在

《灵枢·黄帝素问灵枢经叙》也有例证："仆本庸昧，自髫迄壮，潜心斯道，颇涉其理。"（译释：我本来平庸愚昧，但从幼年至壮年，一直专心钻研医道，了解了很多的医学原理）这也是所属与所属者之间的转喻关系。

可见，正是通过所属转喻思维，《黄帝内经》里的"布衣，髫"被用来转指与之相关的事物，在原义基础上延伸出更多意义，成为多义词。

综上所述，对以上由转喻而成的多个实例词的具体分析可以看到，与隐喻一样，作为一种基本、自发且无意识的认知方式，转喻源于人们对环境和生活的体验，对人们认识事物、事物概念的构成和语言的发展都起到重要作用。正是转喻思维，使很多《黄帝内经》里的普通词语带上了独有的民族色彩和中医韵味，词的多义化才得以彰显。

第四章 结语

"中医在认识和研究人体时，仰观天象，俯察地法，援物比类，观物取象。"（黄海波，1997：36）这种特殊的认知方式正是隐喻和转喻思维的具体运用。本章通过对《黄帝内经》各种实体隐喻和不同类型转喻的整理与剖析，对隐喻和转喻机制于一词多义的作用进行了多方位启示。

（1）"人类最初的生活方式是物质的，人类对物体的经验为我们将抽象的概念表达理解为'实体'提供了物质基础。"（赵艳芳，2001：109）正是源于对周围自然环境的观察与体验，中医把对人体抽象而模糊的认知（如"五脏"之间的"相生，相克""穴位"等的无形性）与具体的物质联系起来，使自然实体概念"金、木、水、火、土、窍、穴、宫、府、堂、海"等被隐喻为人体脏腑、穴位等的具体所指，以及它们功能、性质、形态等的抽象反映。同样，"本、末或标"从"树根、树梢"到表达中医事物主次关系的相对概念，"官"从藏弓之所、官府或官员到具有不同功能特点的人体"五官"，它们也是通过具体可及的实体，到复杂的人体结构与深奥的中医医理的思维转换。可见，正是通过对自然（与人文）环境的体验，实体隐喻得以产生，对于它们的理解必须基于对实体的客观认识。

（2）身体体验和感知不仅使隐喻成为可能，还使关系密切的事物之间实现由此及彼的相互取代，即转喻。本章提到的"寒暑"到"一年四季"，"毛、羽、鳞"到"有毛动物，羽类动物，有鳞动物"，"钩、毛、石"到人体"钩脉、毛脉、石脉"等的转喻同样是中医对自然现象的体验与认知的客观反映。如果说，从自然物质到人体现象的转喻是古人"远取诸物"的思维方式，那么，本章论及的"手"到"手三阳经"，"胃"到"胃气"，"血"到"血脉"的转喻就是古人"近取诸身"的思维反映。无论"近取诸身"还是"远取诸物",它们都是古人认识和描述事物的基本原则,共同见证了转喻的性质也是基于体验的一种思维活动。

(3)在体验基础上,中医通过对已知事物与研究对象之间(如金、木、水、火、土与人体五脏之间,钩、毛、石和人体脉象之间)在某些方面相通、相似或相近的属性、规律、特质等进行充分关联类比,发现两者之间的共同特征和根本内涵,以已知事物为工具,对研究对象进行标志、描述,从而对其进行领悟与认知。这一过程是隐喻与转喻的生成机制,也就是说,正是隐喻和转喻使很多已知的、具体概念实现跨域表达,成为多义词。它们生动例证了 Taylor 的观点:如果一个词语的不同使用方式要求在对该词的解释中涉及两个不同的域或两种不同的域(例如,这里的自然域与中医域),就强烈暗示着该词是多义词(1989:100)。其实,即使一个词的不同意义在同一个域中表现出来,该词仍可以是多义词。

(4)对于本章提到的各种隐喻与转喻也可以用 Fauconnier 的"心理空间"理论加以解释。源空间(如:自然物质:金、木、水、火、土与钩、毛、石),目标空间(中医域),凌驾于两者之上的类空间(自然物质与中医学之间的心理联系)相互映射,进行动态探索,最终形成合成空间(如:金、木、水、火、土与五脏之间,钩、毛、石与脉象之间的隐喻和转喻)的机制,这一机制使自然概念(金、木、水、火、土与钩、毛、石)在初始义基础上被赋予更多引申义,它们生动例证了词的初始义、隐喻义或转喻义通过家族相似性获得关联的机制。

(5)还有一点值得特别指出。王文斌说:"英汉语中充满着大量的名词性隐喻,而且在各类语言表达形式中,往往尤以名词性隐喻居多……需要指出的是,在名词性隐喻中,有许多是词汇化隐喻……这些名词性隐喻经反复使用,逐渐失去了其'张力感'。"(2007:51)失去了张力感,隐喻的意义将会凝固,从而成为常规词汇。本章提到的本体隐喻就是名词性隐喻。如:心火、五官、印堂、心窍、合谷、涌泉、子宫、血海等词被人们长期使用,其中的隐喻性已被忽略,成为一种约定俗成的普通词汇。

(6)大量的实例分析还可以说明,每个通过隐喻或转喻形成的中医术语都深深镌刻着中国古人对自然环境和人体构成的认知烙印。在中医知识的发展进程中，古人不知不觉地调动所有与中医领域相关的信息与概念，通过不断的联想相似性与相关性，通过概念映射或替代的方式，遴选出相应的语词，从而建立起相应的中医概念，这是中医术语多义化的阐释，更是对古人思维模式的一种探索。

赵艳芳说："事实上，在我们看来，不依赖经验基础，我们不可能理解，甚至描述隐喻。"（2001：113）实际上，从本章众多实例的剖析可以看到，不仅隐喻，转喻也深植于人的体验过程。隐喻与转喻的生成不具任意性，不是只为取得修辞效果的语言偏离，而是认知主体在体验基础上创造的心理感知，正是这种创造性使词出现多义化。可见，一词多义并非偶然现象，而是基于人之认知和思维模式的必然。

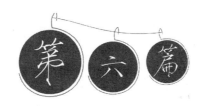

第六篇

《黄帝内经》多义词的框架
语义化研究

第一章　框架语义理论的综述

框架语义理论（Frame Semantics）是认知语言学范式的一部分，是研究语言概念结构的一大基石，既能对规则的语言现象也能对不规则的语言现象做出合理解释，弥补传统语义分析法的不足，为包括一词多义现象在内的语义研究开辟创新途径，使很多不易分析的词有了独特的诠释。

第一节　框架的界定

对于框架语义理论的形成与发展，吴志杰和王育平指出："框架语义理论最初的思想可以追溯到 Fillmore 于 1975 年所写的一篇文章，该思想在他 1977 年的文章'场景—框架语义学'中得到进一步的发展，到 1982 年发表了'框架语义学'，至此，整个理论基本形成。此后，Langacker、Lakoff 等人又进一步发展了这一思想。"（2006：143）

Charles Fillmore 是美国语言学家，作为框架和框架语义学研究领域的核心人物，他在标志性论文"框架语义学"里首次给框架赋予了认知属性："框架是概念系统，是人类经验、思维的结构背景。"（1982：112）这一对性质的界定使框架成为一个百科全书式的广义概念。后来，Fillmore 进一步指出，作为一种多维的存在，框架是"specific unified frameworks of knowledge or coherent schematizations of experience"（具体、统一的知识结构或经验协调一致的图示化）（1985：223）。

在 Fillmore 之后，多位语言学家也对"框架"进行了深入探讨。Petruck 指出："A Frame is any system of concepts related in such a way that to understand any one concept it is necessary to system；introducing any one concept results in all of them becoming available"（1961：1）。李福印这一

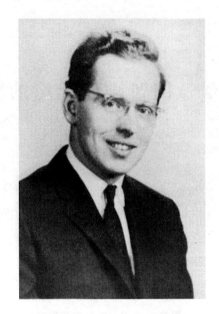

美国语言学家　C. J. 菲尔墨

资料来源：http：//blog. sciencenet. cn/blog - 39714 - 770337. html。

概念翻译为：框架是任何一种概念系统，理解该系统的任何一个概念都必须以理解整个系统为前提；引入其中任何一个概念都会涉及系统内其他所有概念（2011：119）。

Ungerer 和 Schmid 也指出："A fame as a type of cognitive model which represents the knowledge and beliefs pertaining to specific and frequently recurring situations."（2001：211）框架是一种认知模型，概念表征与具体的、反复出现的场景相关的知识和信念。（李福印，2011：119）

综合各家所说，框架可以被视为一种动态的概念化过程（conceptualization）。这一过程受到文化、社会乃至表达者情感与意图的影响，它可动可静，有历时性也有空间性，可以是理智的表达，也可以是情感的抒发，可以是一种文体也可以是一种社会现象。概念的开放性使框架不断发生变化，而不同的框架又可以对概念做出各种解释，正如 Charniak（1980：62）所说："框架语义学认为把握概念系统中任一概念的意义，必须首先理解它所适应的框架. 语言理解正是将语言传递的内容与已知框架进行匹配的过程。"（李福印，2011：121）简言之，对概念的理解实际上就是对其框架的建构与解构过程，这正是框架语义学的核心思想。

第二节 框架语义学的性质

根据对"框架"的理解，框架语义学从本质上看是一种理解语义学（the semantics of understanding）。通过"框架"这一表述形式来架构语言与经验之间的关系，框架语义学重视使用中的语言，强调经验在意义生成与传播中的基础作用，并指出人的理解在语言使用中处于第一位，这些观点突破了传统语义学的局限，为很多语言现象找到了合理的解释。对于概念的理解与分析，传统语义学过多拘泥于指称意义或相邻概念，框架语义学则把遭到忽略的"外在"且"非本质"因素视为不可或缺的重要组成部分，并将其引入概念的框架里进行统合研究，这是对概念的革新性认识，缩小了语义学与语用学分裂的巨大鸿沟。基于此，Fillmore 指出，框架语义学不是"组织概念的一个附加手段，而是对语义学的根本性再思考"（吴志杰、王育平，2006：143）。

第三节 框架语义理论的可操作性

框架语义理论最大的进步是揭示了概念的本质，一种以人的经验为基础的建构。对于建构途径的研究可以有效提高这一理论的可操作性。对此，以 Fillmore 为首的一批学者进行了 FrameNet 项目的攻关，项目成果被国际知名杂志 *International Journal of Lexicography* 特辟专刊"FrameNet and Frame Semantics"进行介绍。2005 年 11 月的统计显示，"FrameNet 项目组开发的数据库已经包括 8900 多个词汇项、625 多个语义框架、135000 多个已加标注的句子"（吴志杰、王育平，2006：147）。这些数据生动展现了框架语义理论对于语言研究的实用性。作为一种语用型语言，汉语语义深受语用影响，比起很多结构型的印欧语系，汉语更能凸显框架语义学的特征。所以，这一认知语言学理论在汉语里有更为广阔的应用空间，这是本章立论的依据所在。

探讨框架语义理论的可操作性，首先涉及对概念显像与框架关系的理解。显像（profile）相当于指称意义，是指代词语象征的概念，所以常被称为概念显像；框架（frame）则是指概念显像所蕴含的背景知识或概念结构。建构概念离不开显像与框架，两者都是概念不可分割的组成部分。实际上，框架往往由多个概念显像支撑，反映着一定的认知域。

除了显像和框架的具体所指与关系之外，对框架局域、框架矩阵和视角这几个术语的认识也能促进对建构途径的把握。框架语义理论认为，概念需要它的背景知识体系来激活，若所需的只是体系的一部分，那么该部分被称为显像概念的"框架局域"。例如，定义"姨妈"需要激活亲缘关系的一部分，这一部分就是"姨妈"的框架局域，它可以为"姨妈"这个概念构架相应的描述范围。一个概念可以在不同的框架局域中显像，这些不同域的组合就是该概念的"框架矩阵"。至于"视角"，它是框架语义理论中另一个重要概念，指说话人看问题的角度。由于角度不同，同一概念可能构建出不同框架。为了达到一定的语用目的，视角的选择常遵循凸显原则，有时，甚至不是当前框架而是比该概念/事件所处的当前情况更宽泛的框架。

从以上对各术语的解析可以看到，框架为语义理解和描述提供了所需的概念背景。所以，在对概念的解释中，首先必须理解它所适应的框架，通过与该框架内其他相关概念的联系，将语言传递的内容与已知框架进行匹配，这就是框架语义理论可操作性的关键所在。

第四节 框架语义理论对一词多义现象的解释

Lakoff 指出："一个语义场就是很多词的集合。"（2005∶5）所以，语义的理解基于对词义的分析。对于词义分析，框架语义理论与原型范畴理论一致，即反对将词义归结提炼为一组充分必要条件。框架语义理论认为，人对词的理解是一个联想激活过程，既有对该词概念显像（即指称意义）的"全激活"，也有对概念涉及的背景知识的"半激活"。两种激活反映到人脑中，自然形成一个图示，这就是词的框架。可见，词的框架并非真实存在，它是表述语言和知识结构关系的一种形式，具有概括性、包容性和可变性。基于这样的特点，Fillmore 指出："对词义的理解必须充分考虑到概念显像和它后面所蕴含的相关的背景知识或概念结构。"（1985∶233）实际上，词义的形成正是依靠其所适应的整个结构中的背景信息，这些信息常常是一组丰富的百科知识，它们与概念显像一起构成词语所表示的概念。对此，Fillmore 又指出："对框架中任何一个概念的阐释势必要参照植根于生活体验的结构、信念和实践经验。"（Fillmore & Atkins，1992：76）

由于背景知识的差异，同一个词在大脑中常会激发出不同框架，它们由一系列概念槽（slot）组合而成，这些概念槽有各自相应的填充项（filler），填充项能对概念槽做出详细说明。概念槽和填充项的可变性会引发多义现象。首先，一个框架内的不同概念槽凸显程度不同，会引起对同一个框架的视角不同，因此产生不同词义；其次，框架内同一个概念槽可以有各种不同的填充项，不同词义因此产生（Martin，1997：57）。以下对"精，气，神，阴阳"的分析正是基于对概念槽与填充项的理解与运用。

第五节　《黄帝内经》基本概念的框架建构

基于中国古代哲学的《黄帝内经》以老子的"精合说"、邹衍的"阴阳说"和王光的"元气说"等作为阐发人体科学的纲领。其中很多独特的术语都衍生于古代中国的哲学思想和生命观，这些"以汉语文为外壳的中医概念，其所注重的不是概念的表象，而是隐藏于文字形式之后的真谛，甚至摆脱了与文字形式相联系的具体的客观形象。越是高层次概念，这个特征表现得越是鲜明"（陈津生，1995：6）。其中，"精，气，神，阴阳"正是属于这样的高层次概念，它们文字里蕴含着深奥的理性思维，是对生命长期观察与体验的真知灼见。它们概念背后包罗万象，用语言解释常显得言之不尽，正如《古今医统》所言，只有"以神领，以心悟，而后得其妙焉"。此外，"气，阴，阳"的不可译性（qi，yin，yang），"神"英译的多样性（spirit，mind），也可以佐证这些概念的复杂性与概括性。基于这样的语言事实，本书认为用"框架语义"理论来对"精，气，神，阴阳"的多义性进行梳理可称得上是一种新的尝试。

一提到"中医"，首先进入人们脑海的就是"精，气，神，阴阳"学说。中医体系可以说是以这些学说为主体，"解说人体的物质构成及其形成运行，功能特点和相互转化的图景"。（申俊龙，魏鲁霞，1996：

14）"精，气，神，阴阳"在中医学里是不断出现的百科知识，是基于长期体验的思想精华，是众多含义的凝聚与浓缩。

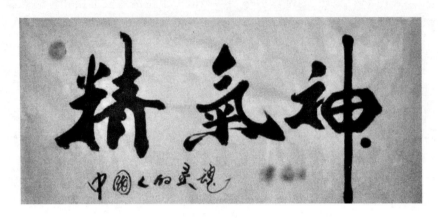

中医"精气神"

资料来源：http://www.weixinju.com/tuwen/20352。

从认知语言学角度看，"精，气，神，阴阳"可以被视为由知识结构构成的人类对世界进行范畴化的结果。再根据框架语义理论的观点，"精，气，神，阴阳"这几个最基本的概念是中医现象的典型（stereotype），它们具有该范畴全部通常属性的表征，作为范畴内的典型代表或原型，它们是纯语言知识和概念知识之间的界面（interface），是多个框架的凸显成分。具体地说，随着经验的累积和认知的丰富，"精，气，神，阴阳"的概念呈开放式扩展，由此形成的概念显像日益增多，而显像背后的背景知识也不断膨胀，它们分别与"精，气，神，阴阳"共享一定的基本属性，并分别与它们为共享的凸显成分激发出与之相关的各种框架（如"自然域"框架与"人体域"框架），框架之下含有不同的矩阵（如"广义"所指与"狭义"所指），矩阵里又有一定的概念槽（框架局域），而概念槽则由多个填充项进行解释，这些填充项就是"精，气，神，阴阳"多义化的具体表现。本书认为，这层层关系的构建使"精，气，神，阴阳"成为框架语义理论对一词多义现象理据解释的生动范例。

Fillmore认为，框架并非客观存在的实体，而是一种以文化为背景的原型。既然框架具有原型效应特点，对概念的建构首先起于对其"原型"的分析（1982：117）。故此，以下几章首先对"精、气、神、阴阳"的原型范畴进行探讨；其次，紧扣框架语义理论的内涵，对这几组中医核心概念进行语义框架的构建；再次，从《黄帝内经》里选择典型实例对它们框架之下的具体概念槽与填充项展开分析；最后，通过综合论述解读这些概念多义性的认知规律。

第二章 "精"的框架分析

第一节 "精"的原型范畴及其延伸

从原型观看，"精"是以"米"为形旁，以"青"为形旁兼表声的形声字。"青"的本义为"金色年华"，转义为"黄金般的"。"米"与"青"合起来表示"细选的上等好米"。所以，"精"的原型范畴是"挑选过的好米，上等细米"。对此，《说文》记载："精，择也。"《论语》也有证："食不厌精。"在原型基础上，人从不同视角出发，对"精"产生大量相关或相似联想，通过隐喻等方式，使"精"的外延不断扩大，有了各种丰富的引申含义。其中，有对自然界的描述。例如，张衡《东京赋》说："辩方位而正则，五精（五方之星）帅而来摧。"《吕氏春秋》说："精（日月之光）行四时。"《后汉书》说："哀牢国出水精（水晶）琉璃。""精"还被用于对人体的描述。例如，《论衡》说："人死精（精神，精力）亡而形存。"《易·系辞》说："男女构精（精液）。"《荀子》说："血，气之精（精灵，灵魂）也。"《潜夫论》说："心精（性情）好恶，于事验，谓之性。""人体之精"的概念被中医学进一步运用与扩展，使"精"成为一个拥有"广义"与"狭义"所指的典型多义词。

从以上各例与以下对中医之"精"的各种分析可以看到，生存在客观世界的人类，趋向于把对世界的体验进行范畴化，然后通过复杂的心智加工过程形成相应的概念，这些概念被符号化后，又转化为语言系统，最为基本和典型的就是词汇。人们用词语来指称客观物体和事件，但由于生存环境不断发生改变，人们的体验与认知也随之改变，所以，概念不可能固定化和单一化，"精"未必就是"上等细米"，也有可能是指"星星、水晶"。"精"的概念显像虽然千差万别，但它们都是

"精米"之上的类比，它们的特征属性与数量随人的认知改变而改变。围绕"精"的原型特征，这些概念显像由"家族相似性"原则连接在一起，形成了一个向外扩展的连续体。

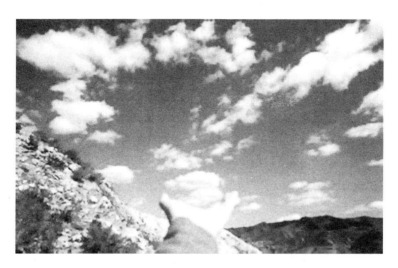

收敛天地之"精"

资料来源：http://www.kzys126.com/bencandy.php fid=53&id=2539。

第二节 "精"的语义框架

根据认知语言学的观点，对世界的不断体验形成人类的认知，认知具有一定的组织功能，它将各种物象及其关系置于两个基本层面。一是在人与物质世界互动中直接获取的经验；二是在直接经验基础上从具体到抽象的引申，或从特指到概括的范畴等级的延伸。在这一组织过程中，很多模糊的、朦胧的、不稳定的概念得以生成，这些概念如何在人脑中得以体现？Fillmore 指出：若某个概念暂时还没有形成适合的认知系统，或人们想对它赋予更多的意义或表达时，通常会借用语义框架来实现（1982：125）。

中医对"精"的认知就非常符合这一假想。如果把"精"视为一个框架，那么这个框架囊括了"自然之精"与"人体之精"两个框架矩阵，而"人体之精"下又含有"广义之精"和"狭义之精"两个更细的概念槽，可以用图表示为：

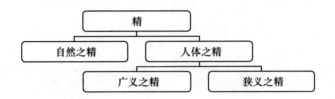

从图示可以看到，不同的矩阵或可替换性框架使"精"成为一个内涵丰富、指称多样的复合概念，对它的理解必须基于对具有普遍性的"自然之精"与具有特殊性的"人体之精"激活；反过来，对"自然之精"与"人体之精"的理解又必须源于对"精"所蕴含的背景知识或概念结构的联想。总之，"精"像一种符号，与"粗"形成对比，对所描述概念进行了定性区别。从框架语义理论的视角来说，"精"正是一种对常见事物特征进行认知的模型，作为概念和指称之间的一个界面，对很多具体而反复出现的知识进行了高度概括。因此，"精"可被视为一种隐性的框架，框定了很多自然对象和人体对象，它们彼此结合形成一个符号场。在场内，各种对象都以对事物的认知为前提，或者说，要理解符号场里蕴含的意义就必须对框架局域做出合理解释，这些解释将使"精"的多义性得以呈现。以上论述证明"精"具有典型的框架语义特点，可以作为框架特例进行解释，而要对"精"做出更为详尽的分析，就需要将概念槽与填充项引入框架，具体可用《黄帝内经》提供的大量实例进行实践。

第三节 《黄帝内经》"精"的概念槽与填充项

在《黄帝内经》里，"精"频繁出现，甚至还被活用为形容词与动词。例如，《素问·汤液醪醴论》说："夫病之始也，极微极精，必先入结于皮肤。"（译释：疾病开始发生的时候，表现极轻微而单一，邪气必然先入侵皮肤）这里的"精"是形容词，有"专一，单纯"之意。又如，《素问·八正神明论》说："月始生，则血气始精，卫气始行。"（译释：月初生时，血气开始充盈，卫气随之运行）这里的"精"是动词，有"新生"之意。

总的来说，"精"，多指概念。这里以概念名词为例，对《黄帝内经》里的"精"进行构架，从中探讨人类通过框架使词多义化的认知机制。把《黄帝内经》里的"精"作为主要概念实体的各种例证加以梳理，可以得到下表：

概念槽		填充项
自然之精		1. 构成万物的灵气
		2. 事物最精彩，最重要的部分，即物质之精华
		3. 日月五星
人体之精	广义之精	1. 气
		2. 血
		3. 神
		4. 脏腑之精
		5. 津液
		6. 水谷精微
	狭义之精	生殖之精

从上表可以看到，"精"的框架中含有多维概念，这些概括性概念——"自然之精、人体之精"等范畴可以被视为概念槽（slot）。概念槽的凸显程度不同引发了不同视角，从而出现不同的解释和详细说明（specification），如"构成万物的灵气、人体的气血"等，它们在框架语义学里被称为"填充项（filler）"。可以看到，随着语境变化，"精"的概念槽和填充项呈现多元化，由此，"精"的多义自然形成。

《黄帝内经》囊括了"精"的自然界所指与人体所指，比较全面地展示了"精"的概念。具体实例如下。

一　自然之"精"

《素问·阴阳应象大论》说："天有精，地有形……故能为万物之父母。"古人认为，因为天有精气，地有形质，所以能作为众物生成的根本，这里的"精气"就是指构成万物的灵气。

"精"指"事物中的精华部分"，在《灵枢·五音五味》有证："圣人之通万物也，若日月之光影，音声鼓响，闻其声而知其形，其非夫子，孰能明万物之精。"这里把日月有光影、鼓响有音声与听到声音就能辨别性状的能力，比作万物最精彩的部分，从而对医生的通晓万事万物的才智进行高度赞美。

"精"指"日月五星"，在《素问·五运行大论》有证："地者，所以载生成之形类也；虚者，所以列为天之精气也。形精之动，犹根本之与枝叶也。"这里把大地承载生长收成的有形物类与虚空悬列精气凝聚的日月五星联系起来，并通过树木根本与枝叶的关系来比拟有形物类与虚空精气间的相互作用。

以上"精"的三种含义分别例证了"自然之精"概念槽里的填充项。由此可见，"精"在《黄帝内经》里属于反复出现的知识，非常符合框架语义理论的观点。

二　人体之"精"

1. 广义之"精"

在对自然之精的认知基础上，人把体内的很多物质也视为"精"，它们是中医之精的内涵所在，有广义与狭义之分。或者说，广义之精与狭义之精是"人体之精"的次框架。广义之精为人体一切有形精微物质，是构成人体和维持生命活动的基本物质。对此，《素问·金匮真言论》说："夫精者，身之本也。"（精是人身的根本）这一根本又被细化为气、血、神、脏腑之精、津液和水谷精微等，它们作为一种知识系统在《黄帝内经》里反复出现。

气

"精"可以指肾中精气，《素问·上古天真论》有证："七八肝气衰，筋不能动，天癸竭，精少，肾脏衰，形体皆极。"按照中医的观察，人在五六十岁时，肝气已经衰退，筋骨活动不便，天癸枯竭，精气衰少，肾脏衰弱，形体疲惫。"精"也可以指经络里的血气，《灵枢·邪气脏腑病形》有证："十二经脉，三百六十五络……其精阳气上走于目而为睛。"这里的"精"就是指人体十二经脉，三百六十五络的血气里的精阳之气，它上注到眼睛，可以使眼睛看到东西。"精"还可以指人体正气，《素问·通评虚实论》有证："邪气盛则实，精气夺则虚。"这里，"精气"与"邪气"形成对比，反映了中医"虚实"症状的病因。以上三句里的"精"正是"人体"概念槽里次框架"广义之精"填充项"气"的体现。

血

"精"可以指阴血、精血，《素问·阴阳应象大论》有证："精不足者，补之以味。"中医认为，阴血不足的可以滋补以味。这是"人体"概念槽里次框架"广义之精"填充项"血"的例证。

神

"精"可以指心神，《素问·经脉别论》有证："惊而夺精，汗出于心。"中医认为，人受到惊吓会消夺心神，出汗归属于心。"精"也可以指精神，《灵枢·营卫生会》有证："壮者之气血盛，其肌肉滑，气道通，荣卫之行不失其常，故昼精而夜瞑。"中医发现，壮年人的气血旺盛，肌肉滑利，气道畅通，营卫的运行都很正常，所以白天的精神饱满，而晚上睡得很熟。这两句里的"精"都是它在"人体"概念槽次框架"广义之精"里之填充项"神"的例证。

脏腑之精

"精"作为脏腑之精，在《素问·汤液醪醴论》有证："五阳已布，疏涤五脏，故精自成，形自盛，骨肉相保，巨气乃平。"中医认为，阳气输布到五脏，使五脏的郁滞得到疏通，由此，精气自然化生，从而形体状盛，骨肉坚丰相称，正气于是平和。可见，这里的"精"为脏腑之精，它来源于摄入的饮食物，通过脾胃的运化及脏腑的生理活动，化为精微，并转输到五脏六腑，故称为五脏六腑之精，也称为后天之精。

津液

"精"可以指津液。中医认为津液的生成、输布、排泄和代谢的全过程是这样的：水液进入胃中，流动布散精气，向上传输于脾；脾气布散精华，向上传输于肺；肺气通调水道，向下传输膀胱；水精四布周身，并行五脏经脉。这在《素问·经脉别论》里有详细记录："饮入于胃，游溢精气，上输于脾；脾气散精，上归于肺；通调水道，下输膀胱；水精四布，五经并行。""精"也可以指阴精，这是人体的津液之一，《素问·汤液醪醴论》有证："开鬼门，洁净府，精以时服。"（译释：腠理而通气，洁膀胱致津液，阴精及时运行）《素问·上古天真论》也有证："醉以入房，以欲竭其精。"（译释：大醉之后又肆意入房，放纵情欲损竭其阴精）以上三句里的"精"都是"人体"概念槽里次框架"广义之精"填充项"津液"的例证。

水谷精微

水谷精微是人体消化吸收的营养物质，是人体从事劳动、维持体温的能量来源，并为生长、发育、生殖提供新建和重建的原料，也是维持人体生命活动和精、气、血、津化生的主要物质基础。对此，《灵枢·营气》有证："谷入于胃，乃传之肺，流溢于中，布散于外。精专者，行于经隧，常营无已，终而复始，是谓天地之纪。"中医根据对人体的认知，发现饮食入胃后，经脾化生精微，上输于肺，由此而流溢于内，营养脏腑，布散于外，滋养形体。其中最精纯的部分，则行于脉道中，经常营运不息，终而复始，这是自然的规律。《素问·经脉别论》也有证："食入于胃，散精于肝，淫气于筋。"（译释：食气进入胃中，布散精微于肝，转输清气于筋）这里的两个"精"都是"人体"概念槽里次框架"广义之精"填充项"水谷精微"的例证。

2. 狭义之精——生殖之精

狭义的"精"专指男女生殖之精，包括男性之精和女性之卵，这是"人体"概念槽里次框架"狭义之精"的填充项。对此，《黄帝内经》有很多的例证。例如，《灵枢·决气》说："两神相搏，合而成形，常先身生，是谓精。"《灵枢·经脉》也说："人始生，先成精，精成而脑髓生。"这两句都表明了中医对人形成的生理认知，人在孕育之初，先由男女交欢和合而成精，这是人之生命的原始物质，《灵枢·本神》把它概括为："故生之来谓之精。"

第四节　"精"的综合解读

以上例句生动展现了"精"的各种所指，可以看到，随着语境的变化，"精"的概念显像也在不断改变，这众多的概念显像支撑起"精"的框架，反映着人对自然与人体的相似认知。概念槽里的自然之"精"与人体之"精"是概括性范畴，各自的填充项则列出了"精"的具体指称，它们的多样性使"精"成为一个多维概念。也就是说，要正确理解"精"，必须对它的各个概念现象和所蕴含的背景知识或相关概念有全面认识，这是框架语义理论对"精"概念的建构，也是对多义词"精"的理据性解释。总之，作为一个重要的中医认知概念，"精"概括了构成人体和维持人体生命活动的精微物质，它是人体生命起源和生命活动的物质基础，密切关系着人体的生殖、生长、发育、衰老、死亡的整个过程。对"精"进行框架搭建，它的各个层次、各个含义变得一目了然，"精"作为一个内涵丰富、所指繁多的多义词跃然纸上。

从以上对《黄帝内经》里"精"的详细说明可以看到，人类的创造性思维不会拘泥于有限的语言表达形式，而是通过对事物的基本认知加上丰富的联想、想象，将语言的灵活性、适应性和丰富性潜能发挥到极致。可见，一词多义不只是词的特性，更是人类认知思维将多种概念进行有机合成的产物，通过网络将无限概念凝结成框架，可以将词的多义进行立体化呈现。

第三章 "气"的框架分析

第一节 "气"的原型范畴及其延伸

在古代元气本体论中，"气"一直被认为是宇宙的本源，是构成天地万物最精微的物质，它无处不在、有质无形、变幻莫测、模糊混沌、神秘飘忽等特性，与远古时期人们对世界生成之前混沌景象的想象较为吻合，对此，很多中国古代文献提供了丰富的资料进行佐证。例如，战国时期的《管子》说："精气构成万物。"《荀子》说："水火有气而无生……人有气有生有知亦且有义。""气"的广博与深奥使其成为重要的中国传统哲学概念，对于它的理解首先基于人类经验与思维概念系统的构建，或者说，对"气"的知识进行梳理才能激活对"气"概念的整体认知。人类生活体验和实践经验丰富多彩，背景知识千差万别，但它们都是"原型"之上的延伸，所以，对"气"的语义的梳理必须源于"气"的原型。

《说文》解释说："气，云气也。象形。凡气之属皆从气。""气"是一个独体象形字，最早的字形"气"是古人对观察到的自然界"云气"形态直观而形象的描摹，这一字形极像云气蒸腾上升的样子。"云气"又指云雾，雾气。围绕这一原型义项，出现了相关的"气纬"（指云气星象）、"气朔"（显示吉凶的云气和每月的朔日）和"气晕"（日、月四周所生的晕气）等词语。

在原型义项"云气"的基础上，随着人类认知能力和认知范围的不断提高与扩大，很多与"云气"有某种相似性的其他实体与现象以"气"为核心得以扩展，"气"的概念发生飞跃，逐渐成为各种"气体的通称"，指代既无独立形态又无固定体积而趋向无限膨胀的流体。这一通称大到"原气"（也叫元气），即天地未分前的混沌之气，或宇宙自然之气；小到"气息"，即呼吸时进出的气。在物态基础上，"气"被进一步引申为一种状态，即"气象"。具体指大气中的冷热、干湿、风、云、雨、雪、霜、雾、雷电等各种物理现象和物理过程。例如，"节气，气候"这类词都与气象、也就是"气"的状态有关。

随着人类对周围世界认知的加深，"气象"一词从天空自然现象逐渐被隐喻到人类社会，可以表示特定环境中给人强烈感觉的景象或情调，如"气氛"；也可以表示社会上或某个集体中流行的爱好或习惯，如"风气"。它们都是对天空以外的情景和状况的通称。"气"不仅表示天空自然，社会群体之"气"，更被用于指人体之"气"，表示人嗅觉所感到的味道，如"气味"；表示说话人对某一行为或事情的看法和态度，是思想感情运动状态支配下语句的声音形式，如"语气"；表示人的精神状态、情绪、风格和个性特点等，如"志气，义气，气派，气质"等。

无论是"云气"，还是"各种气"，又抑或是天体现象、社会现象或是人体现象，"气"不仅有静态的表现形式，还有动态的运动变化形式。通过"气"的概念来隐喻人的各种心理、情感，非常符合通过相似点来映射和连接不同概念的认知规律，这种抽象的概念层面的直接对接，体现了人类更高层次的范畴化水平和思维能力。可见，在古人思维中，"气"已经成为兼具物质和功能属性，兼备具象和抽象范畴的一个容量巨大、概念广泛、意义众多的理想认知模型。

"气"的丰富内涵还源于其深厚的哲学渊源。马伯英在《中国医学文化史》里指出："中国哲学'一'是道，或称太极；'二'是阴和阳；'三'是阴、阳加上气……阴阳的化生作用通过气来实现；道之可分为二，也赖气的承接与分。以此而论，气具有了相当于万物之源这样的角色……气作为物质性的根据成了一种哲学上的本体。"（1994：224）哲学领域的"气"不仅被视为一种至精至微的物质，是构成宇宙和天地万物的最基本元素，更被视为这种物质的运动，正是运动中的气，即气化，也就是气的形成及其相互转化成为天地万物发生、发展和变化的根源。基于此，在"云气"原型基础上不断得到延伸扩展的"气"的语义系统，"作为中华民族认知世界特殊的概念模本和理想认知模型，经过了漫长的历史流变，被历代学者不断阐释、演绎、补充、矫正和发展，成为中国传统哲学的元概念和基本概念之一"（冯英，2011：197）。

　　"气"对自然、人体、社会和意识领域的各种描述催生了中医"气"的形成，一套"气"的系统论得以建立。中医首先认为，天地由气化而生，气首先有自然之气，自然之气构成并推动着宇宙万物，那么，作为宇宙的一部分，人自然也是气不断运化的结果，所以，气构成了人体，并推动着人体的运动变化。总之，人是天地自然的产物，人体也由气构成，或者说，人体也有气。受"气"的哲学思想影响，"人体之气"不仅有物态更有动态，即人体之气不仅是构成人体和维持人体生命活动的最基本物质，它的运动还标示着人体各器官生命活动的能力。《黄帝内经》认为"生、长、化、收、藏"是人生命活动的基本方式，这一组活动的原动力就是"气"，是"气"的升降出入的变化。

　　从以上种种"气"的延伸义项可以看到，在人类漫长的认知历史中，"气"已经从一个内涵与外延都极其丰富的基本词汇演变为结构复杂的意义网络体系。从自然现象逐渐过渡到各种抽象概念，"气"的发展轨迹正是人类认知能力不断提高、认知层次不断深化的生动见证。

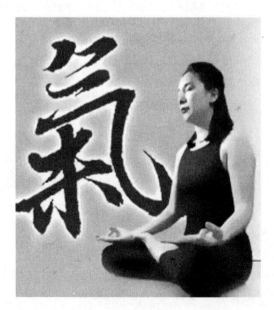

人体之"气"

　　资料来源：http：//m. sohu. com/n/364991877/v＝3&＿trans＿＝000014＿baidu＿ss。

总而言之，从一般词汇到哲学范畴和中医学理论的基石，"气"的各种所指与内涵都是在原型范畴之上的层层递进，原型义项与引申义项互为因果关系。同"精"一样，在"云气"这一原型基础上，"气"不断发生变化，逐渐从单一所指泛化为多指，成为一个百科全书式的概念系统。这一系统下维系着各种不同概念，这些概念就是显像，是"气"的指称意义，而指称意义里面所蕴含的背景知识就是"气"的框架，由不同具体指称支撑，反映着人对"气"的各种认知，理解其中任何一个都必须以理解整个系统为前提，这是框架语义理论的核心，也是对Fillmore观点的验证："当使用'框架'这个术语时，我心里想到的是一个互相联系的概念体系，对这个体系中任何一个概念的理解都必须依赖对其所属的整个结构的理解。"（吴志杰，王育平，2006：143）因此，本书认为"气"的概念同样可以用框架语义理论的方式进行解释。

第二节 "气"的语义框架

按照概念隐喻理论，"气"概念的多元化属于本体隐喻的范畴，在原型义项"云气"的基础上，从具体的始源域映射到具有弥散性、模糊性、神秘性等特征的目标域，即各种自然之气乃至人意识层面的各种抽象之"气"。这所有有关"气"的概念在人脑里被凝结为一种笼统的框架，这一心理框架可以随着认知的升级而无限扩大，从而构建起丰富多彩的"气"论体系，使在不同领域的"气"呈现出各自的思维趋向。

具体到《黄帝内经》里，对于"气"的语义联想，就是从自然域到人体域的一种认知转化，从物态到功能态的一种组合。因此，"气"的语义框架可以被搭建为：

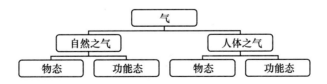

这一框架反映出范畴之间的共享连接。在这个框架里，"气"作为一种凸显成分，连接着下面两个次框架，而两个次框架分别又是下一层框架的凸显成分，它们彼此关联，构成了框架矩阵或域阵，共同展示着

统一的知识结构，即对"气"的认知。反过来说，要理解"气"就必须对"气"的框架进行解构，解构过程需要大量论证，而《黄帝内经》正是帮助解构的范本，对其中"气"的各种描述进行梳理能激活对"气"的概念以及概念涉及的背景知识的联想。这种激活也就是对"气"这一整体性框架的解构，或者说是对"气"的多义性的解读。

第三节　《黄帝内经》"气"的概念槽与填充项

"气的概念在《内经》中使用极广，可以看作是《内经》哲学和医学理论的基石。《内经》所说气的种类很多：天气、地气、风气、寒气、热气、燥气、暑气、湿气、火气……还有人体中的营卫之气、脏腑之气等等。这些气虽然无形无状，但不是虚幻的，不是超感觉的。"（刘长林，1974：57—58）可见，"气"是《黄帝内经》的重要范畴与命题，是构建中医理论体系的概念内核，可以被用来表达人体的组成、生理功能、病理变化等，意义十分丰富而独特。概括起来，"气"在《黄帝内经》里有多种表现形式，既有自然域的原型所指，更有在原型之上的人体域的延伸。用框架理论的说法，它们是"气"的不同框架局域，使人能从不同视角对其做出解释。为了分析的方便，利用"概念槽，填充项"来分析更显直观。在中医域里，主要选择从散布位置和来源的角度对"气"的多义进行细化，它们与"自然之气"里各种填充项一起对"气"进行解释，在人脑中构成一幅幅直观画面，见下表：

概念槽		填充项
自然之气（物态＋运动）		阳气，阴气，天气，地气
		人气
中医之气 （生命物质＋生理功能）	散布位置	1. 五脏之气
		2. 经络之气
		3. 营卫之气
	来源	1. 先天之气
		2. 后天之气

这一框架虽显粗糙，不能展示"气"的全貌，但它对《黄帝内经》"气"的繁杂描述进行了适度概括，是中医"气"框架的细化，能对"气"的多义性做出较为具体地阐释。

一　自然之气

1．阳气，阴气

同中国哲学观一致，《黄帝内经》认为"气"是世界的本原，是构成万物的元素，基本上分为阳气和阴气两大类。《素问·阴阳应象》说："清阳为天，浊阴为地。"清轻的阳精之气，主热、主燥、主动，所以飘扬在空中形成了苍茫的天宇；浊沉的阴气，主寒、主湿、主静，因而凝聚成有形的物体，构成了五色缤纷的大地。据此，在汉民族对世界本源的探求历程中，"气"的意义空间具有近乎无限拓展的可能。

2．天气，地气

气是物质性的实体，由气构成的天地自然界就是物质性的客观实在。对此，《素问·阴阳应象》说："天有精，地有形，天有八纪，地有五里，故能为万物之父母。"所谓八纪，指天以立春、立夏、立秋、立冬、春分、秋分、夏至、冬至八个节气作为分纪；所谓五里，指地因东、西、南、北、中五方不同而各有相异的地形物产气候。八纪与五里内含阴阳不同的属性，可以被视为"天气"与"地气"的相互对应。正是基于不同属性的天上阳精之气和地上有形之物相结合，在不同节气和复杂地理状况的影响下，万事万物得以生成。"天气"具体指六气，即风、寒、暑、湿、燥等自然气候状态。对此，《素问·阴阳应象大论》有证："天有四时五行，以生长收藏，以生寒暑燥湿风。""地气"指地表蒸发的水汽。"地气"与"天气"相交，可以引发各种自然现象。《素问·阴阳应象大论》有证："地气上升为云，天气下降为雨；雨出地气，云出天气。"（译释：地气上升蒸发为云，天气下降凝聚为雨；雨原出于地气所生，云本出于天气所化）《素问·六微旨大论》也有证："天气下降，气流于地；地气上升，气腾于天。故高下相召，升降相应，而变作矣。"（译释：天气的下降作用，使气流行于地；地气的上升作用，使气升腾于天。所以，天地上下相与感召，阴阳升降互为因果，各种变化由此发生）在对"天气"与"地气"的认知过程中，中医对"气"有了更深的理解,认为它是万物之宗,是构成自然界的最基本元素。对此,《素问·宝命全形》有具体论述:"天地合气,别为九野厂分为四时,月有小大,日有短长,万物并至,不可胜量。"(译释:野就是天之九方,四时即四季。总之,无论月之大小,天之长短,五颜六色不胜枚举的万事万物都不外乎天地之气的作用,不外乎天地之气和合而成)以上对"天气"与"地气"的各种解释就是中医对"气"在自然域里最根本的认识。

3. 人气

在对天地自然的感受与观察中,中医形成对"天气,地气"的认知,同时也形成对"人"的认知,进而发展出"天人合一"的传统哲学思想。在这一思想的指导下,古人认为人体犹如其他宇宙实体,是由一团相互感应和作用的"气"构成的有机整体,"气"作为物质既物化了人体又推动着人体各组织器官和精神意识的活动,也就是说,它还是人体脏腑的功能。对于"人"与"天气,地气"的关联,《素问·宝命全形论》说:"夫人生于地,悬命于天,天地合气,命之曰人。"(译释:人之生依赖于地,而悬系性命于天,天地之气相互和合,产生的生命称作"人")《素问·宝命全形论》也说:"人以天地之气生,四时之法成。"(译释:人借天地阴阳的运动而发生,顺应四时变化的法度而形成)从这些描述可以看到,天地为众物生成的根本,在天地之气的孕育中,人气得以形成,所以,人和万物一样,都是天地自然之气合乎规律的产物。从这一视角出发,本书把"人气"归入自然之气的范畴。

二 中医之气

"气在中医学中指构成人体、维持其生命活动的最基本、最精微的物质,以及这些生命物质所具有的一切功能的集中体现。"(成肇智,2001:165)从这一定义可以看到,"气"是一个非常复杂而泛化的概念,要对它做出全面解释非常困难,这里,只能对《黄帝内经》里的部分指称进行适度整理,大致从散布位置和来源方面对"气"的框架进行建构,它们构成不同的次概念槽,里面又涉及不同填充项,既包括"气"的物质形态也包括"气"的生理功能。这样的划分虽然很是粗糙,但足以展示"气"的不同显像以及显像之后的背景知识,也就是说，通过对“气”框架的部分解构，阐释“气”的多义性。

1. 散布位置

从散布位置的视角来看，“气”主要指五脏之气、经络之气和营卫之气。中医认为，天地合气产生了人，气在人体内流动散布，到脏腑化为脏腑之气，到经络化为经络之气，到血脉内外则化为营卫之气。对于这三种类型的“气”在《黄帝内经》里都有据可查。

五脏之气

人与天地的联系表现为各种自然之“气”与五脏之间的相通，气与脏的相通使“五脏之气”得以化生。《素问·阴阳应象大论》有证：“天气通于肺，地气通于嗌，风气通于肝，雷气通于心，谷气通于脾，雨气通于肾。”（译释：天气与肺相通，地气与咽相通，风气与肝相通，雷气与心相通，谷气与脾相通，雨气与肾相通）“五脏之气”与“天气，地气”紧密联系，对于人体至关重要。《素问·六节脏象论》有证：“天食人以五气，地食人以五味。五气入鼻，藏于心肺，上使五色修明，音声能彰；五味人口，藏于肠胃，味有所藏，以养五气。气和而生，津液相成，神乃自生。”（译释：天供给人以五气，地供给人以五味。五气入鼻，藏于心肺，其气上行，使人面色美润，声音洪亮；五味入口，藏于肠胃，味有所藏，可以敷布五脏，滋养五气。五脏之气合则生化，气血津液相辅相成，生命之神于是自在自生）“五脏之气”不仅对人的面色、声音和气血津液有直接影响，还能决定人的情绪变化。《素问·阴阳应象大论》有证：“人有五脏化五气，以生喜怒悲忧恐。”（译释：人有五脏化为五气，而产生喜怒悲忧恐）

五脏之气又可以细化为肝气、心气、脾气、肺气、肾气和胃气，它们在《黄帝内经》里都有具体例证。《灵枢经·天年》说：“五十岁，肝气始衰，肝叶始薄，胆汁始灭，目始不明。六十岁，心气始衰，苦忧悲，血气懈惰，故好卧。七十岁，脾气虚，皮肤枯。八十岁，肺气衰，魄离，故言善误。九十岁，肾气焦，四藏经脉空虚。”（译释：到五十岁，肝气开始衰弱，肝叶薄弱，胆汁也减少，所以两眼开始昏花。到六十岁，心气开始衰弱，会经常忧愁悲哀，血气已衰，运行不利，形体懈惰，所以好卧。到七十岁，脾气虚弱，皮肤干枯。到八十岁，肺气衰弱，不能藏魄，言语也时常发生错误。到九十岁，肾气也要枯竭了，其他四脏经脉的血气也都空虚了）《灵枢·口问》说：“谷入于胃，胃气上注于肺。"（译释：饮食入胃，经过胃的腐熟，脾的运化，将精微上注到肺）以上两句分别提到肝气、心气、脾气、肺气、肾气与胃气，从狭义看，这些气都是五脏的精微物质，即五脏精气，但这些气又分别表现为五脏的功能活动。所以，在"五脏之气"里，气是物质与功能的辩证统一，这也就是中医之"气"的玄妙所在。这种辩证统一同样反映到"经络之气"与"营卫之气"里。

经络之气

五脏之间、五脏与其他组织器官之间都要靠经络来连接。如果把脏腑粗浅地比作水龙头，脏腑内的"气"好似水龙头里流出的水，经络就像连接水龙头的水管，将"气"从各脏腑运送而出，水管无异常，水可以从水龙头顺利流出，反之亦然。可见，"气"不仅储藏于脏腑，而且还流行于经络，成为"经络之气"，这是"散布位置"概念槽里的第二个填充项。对于"经络之气"，《黄帝内经》也有很多例证。例如，《灵枢·邪气脏腑病形》记载："十二经脉，三百六十五络，其血气皆上于面而走空窍。其精阳气上走于目而为睛；其别气走于耳而为听；其宗气上出于鼻而为嗅；其浊气出于胃，走唇舌而为味。"（译释：人体十二经脉，三百六十五络脉的血气，都上注于面而走七窍。它的精阳之气，上注于目而能视物；它的旁行之气从两侧上行与耳能听；它的宗气上通于鼻而能嗅；它的谷气从胃上通舌唇而能辨别五味）这里的各种"气"都是指经络中运行的气，经络之气不仅表现为各种物态——"精阳之气，旁行之气，宗气，谷气"，还表现出它们的走向与功能。

营卫之气

除脏腑、经络之外，气还储藏并运行于血脉之内外，根据所处位置不同，分为营气与卫气，这是"散布位置"概念槽里的第三个填充项。《黄帝内经》对它们有清楚的解释。例如，《素问·痹论》记载："营者，水谷之精气也。和调于五脏，洒陈于六腑，乃能入于脉也。故循脉上下，贯五脏，络六腑也。……卫者，水谷之悍气也，其气慓疾滑利，不能入于脉也。故循皮肤之中，分肉之间，熏于肓膜，散于胸腹。"[译释：营气是水谷所化生的精气，和谐协调于五脏，宣散敷布于六腑，因而能入于脉中。所以循着经脉上下，运行贯通五脏，联合网络六腑。卫气是水谷所化生的悍气，运行急速而滑利，不能进入脉中。所以循察于皮肤之中，遍布于分肉之间，熏蒸于肓膜（胸腺等中枢免疫器官）

之上，聚散于胸腹之间］这句不仅阐释了"营气，卫气"作为水谷所化生的精气和悍气这一物态属性以及作为物态的所属位置——血脉内外，而且描述了两气的运行规律与功能特点。

以上例句对各种"气"作为"物"的形式进行了描述，但描述之中总是离不开对各种"气"运行规律与功能效用的解释。可见，中医之"气"并非单纯的物化，还是人体内各种生理功能的表述，只有理解了这一点，才能对"气"在《黄帝内经》里的多义性产生正确的认知。

2. 来源

从来源的视角看，"气"可以分为"先天之气"和"后天之气"，其中还涉及"元气"与"宗气"等。

先天之气

先天之气禀受于父母，负责生育繁衍的先天之精，或者说，由先天之精所化生的气就是先天之气。后天之气来自于后天之精，即人出生之后，吸入的自然清气、饮食物中摄取的营养精华成分以及脏腑气化所生成的精微物质，或者说，由后天之精所化生的气就是后天之气。先天之气与后天之气可以相合为人身之气，为肾脏所藏，成为肾精，肾精化为肾气，主持人体的生殖、生长和发育机能。关于"肾气"，《素问·上古天真论》有说："女子七岁，肾气盛，齿更发长；……三七肾气平均，故真牙生而长极；……丈夫八岁，肾气实，发长齿更；……二八肾气盛……故能有子；三八肾气平均，筋骨劲强，故真牙生而长极；"（译释：女子到七岁，肾气开始充盈，牙齿更换，毛发生长；……二十一岁时，肾气和均，智齿生出，身体长成；……男子到八岁时，肾气开始充实，头发生长，牙齿更换；……十六岁时，肾气旺盛……就能生育；二十四岁时，肾气和均，筋骨劲强，智齿生出，身体长成）这段文字详细描述了与生俱来的"肾气"对人生命的各种影响。除了"肾气"，先天之气还包括"元气"。《辞海》说："元气，亦称'原气'，指人体组织官生理功能的基本物质与活动能力。"中医认为"元气"由先天之气（父母之精）和后天之气（水谷精气）及自然清气结合而成，分布于全身各处，是维持人体生命活动的基本物质与原动力。关于"元气"，《素问·上古天真论》说："真气从之，精神内守，病安从来。"（译释：真气和顺而不丧失，精神内守而不外驰，如此病从哪里来？）

《灵枢·刺节真邪》也说："真气者，所受于天，与谷气并而充身者也。"（译释：所谓真气，由先天的元气与后天的谷气合并而成，并充养全身）这两句里的"真气"就是"元气"，是生命之气的根本，来源于先天与后天之气的和合，决定着生命的发生与发展过程。

后天之气

《灵枢·决气》说："上焦开发，宣五谷味，熏肤，充身泽毛，若雾露之溉，是谓气。"（译释：五谷所化生的精微物质，从上焦散布，熏蒸于皮肤，充养周身，滋润毛发，好像雾露一样的溉养万物，这就叫作"气"）这里的"气"即后天之气，是五谷所化生的精微物质，可以得到多方面的滋养。《素问·脏气法时论》有证："五谷为养，五果为助，五畜为益，五菜为充。气味合而服之，以补益精气。"（译释：五谷用以滋养，五果用以辅助，五畜用以补益，五菜用以充实。气味和合服食，可以补精益气）除了"饮食精微"，"后天之气"还包括"宗气"，具体指由水谷精微化生，聚积胸中，与呼吸之气（清气）相合发挥作用的气。关于"宗气"，《灵枢·邪客》有载："五谷入胃也，其糟粕、津液，宗气分为三隧。故宗气积于胸中，出于喉咙，以贯心脉，而行呼吸焉。"（译释：饮食物进到胃中，经过消化，其糟粕、津液，宗气分为三条隧道。宗气积聚在胸中，出于喉咙，贯通心脉，而行呼吸）这句反映了宗气的产生、所藏与功能。

第四节 "气"的综合解读

以上从不同视角对"气"进行描述，可以看到，众多的概念显像使"气"的框架错综复杂。作为一个高度概括的认知概念，"气"的内涵极为丰富，即使在某一领域里它也有不同指称，《灵枢·决气篇》甚至说："予闻人有精、气、津、液、血、脉，予意以为一气耳，今乃辨为六名。"（马莳注："精、气、津、液、血、脉，分而言之则有六，总而言之则曰气，故此谓之曰一气，而下则曰六气。"）可见，"气"的概念包罗万象，它们构成了不同的框架局域。框架局域的多样性使"气"的含义不断被细化，成为一个典型的多义词，这就是框架语义理论对"气"多义化的解释。从以上列举的概念槽与各个填充项可以看到，"气"为各个概念的理解与描述提供了所需的背景知识，因为家族相似性，相同的概念背景使各个不同的指称意义彼此相关。所以，要正确解释"气"的概念，首先必须理解它所适应的框架，通过与该框架内其他相关概念的联系，将语言传递的内容与已知框架进行匹配，这就是操作框架语义理论的关键所在。

第四章 "神"的框架分析

第一节 "神"的原型范畴及其延伸

与"精，气"一样，"神"的含义复杂深奥。从原型观分析，"神"是会意字，"申"为形旁，表示天空中闪电的形状，古人以为闪电变化莫测，威力无穷，故称之为神。可见，"神"的概念"起源于上古时期人类对自然界物质运动内部机制的探索和猜想"（张春梅，2011：61）。《说文》有证："神，天神，引出万物者也。""神"一开始是指传说中的天神，即天地万物的创造者或主宰者。例如，《列子》里的"操蛇之神"，指山神；《诗·小雅》里的"田祖有神"，指田神。"天神"具有超自然的能力，这是古人认知无法企及的。古人不能理解的还包括纷繁复杂和变幻莫测的自然现象，于是"神"的概念在"天神"的原型基础上被不断泛化，有了更多指称。例如，《周礼》说："以祀天神。（日月星辰）"《礼记》说："山陵川谷丘陵能出云为风雨，皆曰神。"从这些记载可以看到，把不能理解和驾驭的现象归结为"神"，在头脑中反映为人格神、物格神和现象神，这是古人对"神"的一种虚幻探索和猜想，是"神"后期意义所依靠的文化认知背景，也是"神"的原型范畴。

在原型基础上，随着人认知能力的不断提高，对"神"的解释也愈加丰富多彩。例如，庄子把"神"凝结为得"道"之后的最高境界；王夫之把"神"解释为"气"的屈伸；更多的人则给"神"赋予了"精神，灵魂"之义，使它与表示"形体，肉体"的"形"共同组合成中国古代哲学的一对范畴。可见，"神"的原型促成了它的哲学内涵，前者为因，后者为果，"神"从一个表示虚幻的概念深化为哲学范畴这一过程可以视为一种归因行为，前者与后者是一种关联性建构。

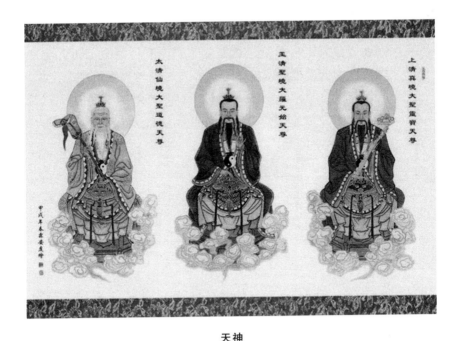

天神

资料来源：http：//www. yuanzheng60. com/about. asp selectclassid = 002001＆id = 56。

对"神"的原型和引申义的剖析，可以看到，凭借与生俱来的感觉器官和感知能力，人类从外部环境获得包括视觉、听觉、触觉等有关性状的实体（生物体和物质）信息，这些信息在人类的智力空间被与各种概念系统联系起来，构成相应的概念结构和框架，然后又作用于新的认知。

第二节 "神"的语义框架

框架的形成以宏观的社会学和微观的认知心理学为理论前提，具有一定的社会心理现实性。作为中国文化的重要范畴与命题，"神"正是对"鬼神"的微观认知与中国哲学融为一体的产物，它的产生具有一定的社会现实背景。从本质而言，"神"既包括宗教信仰与民族崇拜，也包括自然变化规律。在这一基本概念的基础上，中医赋予"神"更加深刻的内涵，即把人体的各种抽象规律和现象都归结为"神"——一种无形而又可以主宰人体生命的强大力量。"神"的内涵如此广阔，但无论人文之神还是中医之神，"神"都像一个界面，在"形体"与"非形体"之间进行了划定与标记，这是它不同于其他概念范畴的定性区别。把"神"作为一个框架系统，总领人文之神与中医之神两个局域，它们彼此结合形成一个符号场，表明对"神"的理解必须基于对整个符号场，也就是对这个框架做出的合理解释，这一思路可以表示为：

人文之"神"框架

概念槽	填充项
宗教信仰	"鬼神"之"神"
民族崇拜	超凡技艺或具有超凡技艺之人

第三节 《黄帝内经》"神"的概念槽与填充项

"神"是一个包罗万象的概念，由一系列概括性范畴组合而成，反映了丰富的社会和自然知识。《黄帝内经》中论"神"的内容多达190处，通过引入概念槽与填充项对它们进行梳理，可以使"神"的多义性得以呈现。为使层次更为清晰，这里把"人文之神"与"中医之神"两个次框架分开进行解构。

《素问·宝命全形论》说："拘于鬼神者，不可与言至德。"（译释：对于执意信奉鬼神的人，不必与他讨论医道原理）《素问·宝命全形论》说："道无鬼神，独往独来。"（译释：自然之道并没有什么鬼神的主宰，生命之神却能独来独往于天地间）这两句里的"神"都是概念槽"宗教信仰"里填充项"鬼神"之"神"的表现，它们昭示了《黄帝内经》所构建的医学理论体系是以辩证唯物主义为立场的。

《素问·上古天真论》说："昔在黄帝，生而神灵，弱而能言，幼而徇齐，长而敦敏。"（译释：最初始祖黄帝，天生聪明灵慧，儿时善于言辞，幼年颖悟神速，长大敦厚通达）《素问·六节脏象论》说："大神灵问。"（译释：只有神明灵慧的人，才能提出这样的问题）《灵枢·邪气藏府病形》说："按其脉，知其病，命曰神；问其病，知其处，命曰工。"（译释：切按脉象而知道病情的，叫作神；询问病人而知道病的部位的，叫作工。）以上三句里的"神"是概念槽"民族崇拜"里填充项"超凡技艺或具有超凡技艺之人"的表现,是对黄帝的聪明灵慧以及精通脉理、擅长凭脉诊病的高度赞誉。

"就《内经》及其所造就的医学理论体系而言,'神'指人类社会的发展规律,指自然界一切事物的变化规律,指人类的生命运动规律,指人类生命活动与外界(社会的和自然界的)万事万物相通相应的规律等。就人类生命运动规律而言,'神'也指'心'对生命活动的支配、心理活动,以及五脏、六腑、奇恒之腑、形体官窍、经络,乃至精、气、血、津液等物质参与生命活动过程中的相关规律等等,均以'神'概之。这就是《内经》及其造就的医学理论体系中所言'神'概念内涵的本质,也是其科学的内核。"(张登本,2008:1636)由此描述可知,从中医视角对"神"的解释更为系统,这里以"阴阳之神""人体之神"和"医道的最高境界"为概念槽,并选几组有代表性的填充项为例,它们足以展现"神"的多义性:

中医之"神"框架

概念槽	填充项
阴阳之"神"	阴阳及其变化规律
人体之"神"	生命活动总规律
	生命现象
	精、气、血及其活动
	心神活动
医道的最高境界	神识,神诊,治神

一 阴阳之"神"

在《黄帝内经》里,自然界的变化规律即"阴阳"之道,常被视为"神",《素问·阴阳应象大论》有证:"阴阳者,天地之道也,万物之纲纪……神明之府也。"(译释:阴阳是天地运动的大道,众物生成的纲纪……神机昭明的所在)阴阳是"神",这是自然变化规律的关键,但"神"又高于阴阳范畴,只有阴阳变幻莫测产生的自然玄机才是"神"的境界。《素问·天元纪大论》有证:"阴阳不测谓之神。"(译释:阴阳变化无穷深不可测就是所谓"神")阴阳是很玄的概念,在阴阳影响下的"神"到底为何物,有没有具体所指?《素问·天元纪大论》说："神在天为风，在地为木；在天为热，在地为火……"（译释：神明变化无穷，在天表现为风，在地表现为木；在天表现为热，在地表现为火……）《素问·阴阳应象大论》也说："神在天为风，在地为木，在体为筋，在脏为肝……"（译释：神在天气为风，在地气为木，在人体为筋，在五脏为肝……）以上种种表明，从天地万物到人间万象，无不有"神"的存在，而这些正是人类在对自然进行长期观察、探究之后所做出的最高概括。总之，"神"是阴阳对立统一法则最高层次的抽象，是天地间最普遍的规律，支配、主宰和影响着自然界的生息变化，这就是《黄帝内经》论"神"的基本立场和总体纲要。

二 人体之"神"

1. 生命活动总规律

在对自然之"神"的认知基础上，《黄帝内经》将"神"引入人体生命科学。在"人体之神"概念槽里，"神"首先指"生命活动总规律"。《素问·至真要大论》说："天地之大纪，人神之通应也。"（译释：这是天地之纪生化的纲纪，人的生命活动与其相通应）《灵枢·本神》也说："凡刺之法，先必本于神。"（译释：运用针刺的一般法则，必须以人的生命活动为根本）这两句里的"神"正是对生命活动总规律和人体整个生命活动现象的概括。

2. 生命现象

生命活动总规律引发了一系列生命现象。首先，天地的"德，气"结合催生了万物，人作为万物之灵，在男女交合，也就是在父精母血的融合之中出现生机，即产生"神"，这个"神"就是人生命的形成过程。对此，《灵枢·本神》有说："两精相搏谓之神。""神"是生命之本，"神"与生命共生共存。由此，《灵枢·天年》说："何者为神？……血气卫和，荣卫已通，五脏已成，神气舍心，魂魄必具，乃成为人。"（译释：什么是神呢？……当人体的血气和调，营卫的运行通畅，五脏形成之后，神气藏之于心，魂魄也具备了，才能成为一个健全的人）可见，"神"是血气、经络和脏腑这些生命物质运动规律的凝聚，这些物质协同作用共同转化为"神气"，使人"形神兼具"，生命才有了持续。

3. 精、气、血及其活动

《黄帝内经》认为，神以精为物质基础，由失天之精化生，但又依赖后天之精的滋养，所以，"神"还是一种功能强大的精微物质。对此，《灵枢·平人绝谷》说："神者，水谷之精气也。"《灵枢·小针解》说："神者，正气也。"《灵枢·营卫生会》说："血者，神气也。"《素问·八正神明论》说："血气者，人之神。"以上种种，使"神"在中医里被等同于"精、气、血"。

精、气、血是生命活动的物质基础，它们的生成、分布与运行遵循一定的规律。所以，"神"同样具有物质的运动特性，与精，气，血一样，它经常游行于人体各部并通过不同形式表现出来。《灵枢·大惑》有证："目者六腑之精也，营卫魂魄所常苦也，神气之所生也。"（译释：眼睛能看东西，是由于五脏六腑精气的输注，它也是营、卫、魂、魄经常营运之处，是神气反映的部位）精、气、血符合活动规律，才能使"神"得以生成，得以调养，所以，《素问·六节脏象论》说："气和而生，津液相成，神乃自生。"（译释：五脏之气和则生化，气血津液相辅相成，生命之神于是自在自生）

4. 心神活动

《灵枢·邪客》说："心者，五脏六腑之大主也，精神之所舍也。"心是五脏六腑的主宰，又是蕴藏精神的中枢，五脏以心为中枢，在"神"的调节支配下共同参与整体生命活动，所以被称为"五神脏"。《素问·宣明五气论》说："五脏主藏：心藏神，肺藏魄，肝藏魂，脾藏意，肾藏志，谓五藏。""五神脏"分别所藏的"神、魂、魄、意、志"是人体精神、思维和意志的反映，由于"心"为"君主之官"，心神自然也成为五脏所属的主宰。对此，《素问·举痛论》说："惊则心无所依，神无所归，虑无所定。"（译释：惊吓使心无所依，神气没有归宿，意志疑虑不定）《灵枢·大惑论》也说："故神老则魂魄散，志意乱。"（译释：所以当精神劳累之后，会使魂魄散乱，意志失常）心神不仅统率思维和意志，还关乎生命的存亡。《灵枢·邪客》有证："容之则心伤，心伤则神去，神去则死矣。"（译释：假设有邪气侵入，就会损伤心脏，以致神气耗散，人即死亡）总之，心主神志，"神"是心调节支配五脏六腑、形体官窍乃至全部生命活动的作用之表现，这是中医藏象学说的核心内容。

三　医道的最高境界

《黄帝内经》把某种具有独悟能力的高级智慧称为"神"，《素问·八正神明论》有论及："神乎神，耳不闻，目明心开而志也，慧然独悟，口弗能言，俱视独见，适若昏，昭然独明，若风吹云，故曰神。"这里，第二个"神"即"神识"，也就是一种"参悟玄机"的能力，有了"神识"，才会生成第一和第二个"神"，即技术高明之医生的诊察方法。"神识"在《素问·移精变气论》里也有："闭户塞牖，系之病者，数问其情，以从其意，得神者昌，失神者亡。"（译释：关闭口舌等欲望的门户，塞住耳目等杂念的窗口，清静地以神作用于病人，不断地以神去了解病情，同时以神调顺他的志意。神相合的预后较好，神相失的预后不良）"神"是一种眼、耳、鼻、身无法察觉感知的无形、无相、无声、无嗅的内心活动。只有"闭户塞牖"，也就是排除杂念，用心体察才能达到"神"的境界。"神识，神诊，治神"是医道的真谛。对此，傅景华说："医道是精神文化，医道是社会艺术。中医治人，而非治病。治人需要神的发现与交融，心的传递与沟通，不知神诊，不知治神，不可为工。"（2010：70）可见，只有通过身心合一，产生"神识"，才能对人意识、思维、情感等精神活动进行潜心研究，即"神诊"，使人的精神活动与生理或生命活动和谐统一，即达到"治神"。总之，这里的"神"实际上都是一种医道或治道的最高境界。

第四节　"神"的综合解读

从以上各填充项及其解释可以看到，随着视角的不同，"神"的指称不断发生转移，众多的概念显像使"神"成为一个高度概括的认知概念。从人文社科到自然科学，从自然现象到人体现象，"神"总领不同的框架局域（概念槽），各局域又分别是多个填充项的组合，可见，正是错综复杂的关系使"神"得以多义化。这一分析又使"神"可被视为一个概念化过程，它从古人最初的认知（如：无法解释的自然现象）过渡到中医概念（如：神识、神诊、治神），从具体客观的前者发展到抽象、非即时而逐渐展开的后者，这是对物理世界和社会文化以及语言语境的完整把握，是人类创造性思维的产物。

此外，根据以上的第二个分框架又可以看到："神"的概念在中医学里举足轻重，它是人体生命活动及其外在表现的调控者，是五脏六腑及其所属精神、意识、思维、情感等活动的主宰者。"神"作为概念知识的一个界面，随语境变化而激活了不同联想，它们是理解与界定"神"的基础。正如 Kecskes 所说："我们的思想同时存在于头脑和世界之中。"（2006：19）联想植根于人类思维活动和生活体验，所以，对于"神"的理解必须是概念凸显（指称意义）与背景知识的有机结合。

总之，对"神"在《黄帝内经》里各个义项的剖析可以再次证明：作为知识范畴，概念就像包含了许多东西的一个空间，这些东西可以分离成独立的个体。个体因为人类最先感受到的相同特征而被相互映射、联系在一起，所以，可以被置于同一框架之下。与此同时，由于时间、空间等维度的改变，加上人类直接行为和新旧体验的融合，个体也在不断发生改变。所以，若把概念视为一种图示，图式情景将导致相应图式的调整，可见，概念并非自闭体，可变性才是它的基本属性。

第五章 "阴阳"的框架分析

第一节 "阴阳"的原型范畴及其延伸

作为事物普遍存在的两种对立属性，"阴阳"包罗万象，是一个非常复杂的概念，由于它源自古人的自然观，对它的理解必然始于原型的分析。

"阴"和"阳"的古字形里分别含"侌"和"昜"。"侌"由"今、云"合成，为正在旋转团聚的雾气；"昜"指"向外发散的气体"。可见，"阴阳"的定义源于古人对宇宙物质之源——气与气之运动的认知。古人还认为，宇宙中的轻扬之气上升成"天"，浊重之气下降为"地"，"天地"由此形成。人的其他认知基于"天地"，所以，"阴阳"里又被加上表示虚拟实体，即土山的"阜"。以此为凸显，《说文解字》有解："阴，昜（暗）也。山之北，水之南也。"《谷梁传》也有释："山南为阳，水北为阳。"很多文学作品例证了"阴阳"的这一初始义。关于"阴"，《周礼》说："阴竹之管。"（阴竹指生长于山北的竹子）《列子》也说："达于汉阴。"（汉水南岸）关于"阳"，《周礼》说："利刊阳木而火之。"（注：生于山南为阳木）《列子》也说："河阳之北。"

"阴，阳"的本义在地名里表现得尤为突出。例如，"淮阴"在淮水之南，"江阴"在长江之南，"南阳"在伏牛山之南，"洛阳"在洛河之北，"贵阳"在贵山之南。古人对"山北水南为阴，山南水北为阳"的认知源于对自然现象的观察。中国处在北半球，阳光从南向北照射到山，而山又挡住了水，所以山的南面有阳光，水的南面则无阳光，反之亦然。有阳光的地方明亮，无阳光的地方则阴暗，"明亮"与"阴暗"分别是"阴，阳"的不同属性。这一属性得到构字成分的证实："阴"

里的"会",即雾气,有"潮湿,朦胧,模糊,不透光,不亮"之感;"阳"里的"易",即发散气体,气体播散恰似"太阳"以光芒普照大地。

由于人的认知源于身体的感知,感知的个体化和多样化使其对"阴阳"的体验因人而异,因境而变,各种类似"阴阳"特征的认知得以滋生,这些认知具有模糊性和主观性,其结果也就被扩展到超出感知的范围,由此,很多极富想象力的"阴阳"概念得以成立。具体地说,正是古人对自然现象的认知催生了"阴阳"概念的建立。"阴阳"不仅存在于天地山水,而且存在于更多的自然与社会现象之中。不仅阳光的向背,古人发现气候、时间、方位,性别、运动等,换言之,寒暑、昼夜、左右、男女、出入……它们构成各种范畴组合,彼此存在着相互对立而又相互作用的关系。古代先哲们把这些处于矛盾中的范畴概括为"阴阳",并使其成为"用以认识和解释物质世界的一个基本概念"(李磊,2006:197)。

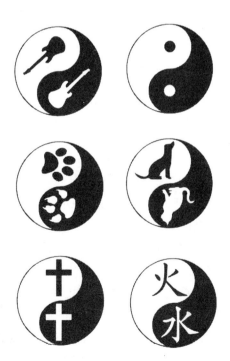

"阴阳八卦"图

　　对"阴阳"原型和延伸意义的探究充分体现了"以人为本"的研究路径。正是凭借感知器官,人类对生存环境进行体验,在体验基础上不断积累各种概念并在新旧概念之间建立起延续性通道,从而创造出新概念,扩张了新知识,也正是因为这种延续性,语言的形式和内容之间的联系有着非任意的、有理据的、可论证的属性。

第二节 "阴阳"的语义框架

　　"阴阳"的哲学内涵催生了中医的"阴阳学说"。"我国古代医学家,在长期医疗实践的基础上,将'阴阳学说'广泛地运用于医学领域,用以说明人类生命起源、生理功能、病理变化,指导临床疾病的诊断、预防和治疗,成为中医基础理论的重要组成部分,对中医学理论体系的形成与发展,有着极为深刻的影响。"(兰凤利,2007:69)。中医"阴阳"的概念所指主要针对人体,结合上述对原型的溯源,本文对"阴阳"框架的建构也同"精、气、神"一致,即"自然之阴阳"与"人体之阴阳"的局域组合。如下所示:

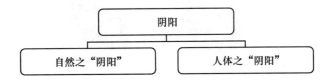

　　随着对各种领域的渗透,"阴阳"概念不断得以泛化,凡是相对静止、内守、下降、寒冷和晦暗的都被视为阴性;凡是剧烈运动着的、外向、上升、温热和明亮的都被视为阳性。"阴阳"不仅相互对立制约,而且相互包容渗透,即"阴中有阳,阳中有阴"。"阴阳"的普遍性与关系的复杂性使其成为一个所指多样,内涵深奥的概念,但无论多么广、深,只要把握了"阴阳"的原型,就能对其做出合理解释。也就是说,"阴阳"含义的递进与延伸都离不开一定的框架,对框架的建构可以促成对这组概念的感性认识,而这种认识正是基于对"阴阳"具体义项的梳理。对此,《黄帝内经》可以提供很多范例。

第三节 《黄帝内经》"阴阳"的概念槽与填充项

"阴阳"概念一开始就是中国传统哲学的核心思想。作为中国文化的重要组成部分，中医学对这一哲学思想进行了医学化的演化、拓展和丰富。中医学领域与哲学领域的"阴阳"学说一脉相承，对此，《素问·阴阳应象大论》有说："阴阳者，天地之道也，万物之纲纪，变化之父母，生杀之本始……""这一引述表明阴阳是宇宙间一切事物的根本，一切事物都可以通过阴阳学说得到解释。"（李磊，2006：197）实际上，作为中医理论的奠基之作——《黄帝内经》，处处体现着阴阳学说的思想。

《素问》和《灵枢》里充斥着"阴，阳"二词，它们是中医学里最为基本的概念，在不同篇章，不同语境里分别具有不同含义，是非常典型的多义词。把"阴，阳"的每一层意思用文字描述清楚显然非常困难，但用框架的方式则能化繁为简，使人较易掌握。鉴于"阴阳"概念的复杂性与交叉性，这里不涉及阴阳关系，只通过选择一定的范例来展现"阴，阳"在《黄帝内经》里的多义性，这一展现基于框架理论里的"概念槽"与"填充项"，用下表表示为：

概念槽	填充项
自然或物象的对立	天地
	日月
	春夏秋冬
	奇偶
	律吕
	动静
	内外（表里）
人体的对立	阴气，阳气
	气血
	阴经，阳经
	男女交欢
	阴证，阳证

从以上两个图表可以看到："阴阳"的这一概念框架实际上是整个"阴阳"概念语义系统的一部分,具有明显的整体性和概括性。任何一个关于自然或人体"阴阳"概念的输入都会激活整个"阴阳"的概念框架,这个框架是在人们对生存环境的体验积累中构成的一种相互交织的知识网络,所以它既是认知的基础又是认知的结果,可以被无意识激活和运用,对于人们记忆、总结、描述、分类知识有着重要意义。

《黄帝内经》囊括了"阴阳"在自然与人体域里的所指,不同的框架局域或概念槽使"阴阳"的多义得到展现,具体实例如下。

一 自然或物象的对立

1. 天地

古人认为天气轻清为阳,地气重浊为阴,所以用"阴阳"隐喻"天地"。《素问·六节藏象论》有证:"天为阳,地为阴。""阴阳"不仅指"天地",还指天上地下的各种阴阳之物。《素问·天元纪大论》有证:"天有阴阳,地亦有阴阳。""天之阴阳"为"寒暑燥湿风火","地之阴阳"是"木火土金水"。《素问·天元纪大论》有证:"寒暑燥湿风火,天之阴阳也……木火土金水,地之阴阳也。"这里,以"水火"为例来说明这些自然物象的"阴阳"分化。水性寒而润下,所以属阴;火性热而炎上,所以属阳。阴阳属性并非绝对,它们的关系错综复杂,常常呈现为"你中有我,我中有你",只有通晓自然之道的人,才能明白其中的转化。对此,《素问·上古天真论》有证:"上古之人,其知道者,法于阴阳,合于术数。"(译释:上古时代的人们中间,有知晓自然之道的人,取法于天地阴阳运化,和调于宇宙术数演变)可见,"阴阳"还可指"天与地"的相互关联。

2. 日月

日出为天亮,日能普照大地,温煦万物,给人带来温暖与明亮;月出为天黑,月给人一种寒凉、孤寂之感。古人对日月特征的认知,使其与"阴阳"属性形成关联,所以,"阴阳"又可隐喻"日月"。《素问·六节藏象论》有证:"日为阳,月为阴。""日月"不仅有其形而且有其动,只有把握了它的运动规律,才能称得上是"真人"。对此,《素问·上古天真论》有说:"上古有真人者,提携天地,把握阴阳,呼吸精气。"(译释:上古之时有真人,能掌握天地造化的玄机,把握日月的运动规律，呼吸通达的自然之气）可见，"阴阳"从静止的物态又变为一种物体的运动规律。

3. 春夏秋冬

春夏温暖，万物勃发；秋冬寒冷，万物索瑟。与"日月"相似，古人对四季特征的认知使"阴阳"获得新意。《素问·四气调神大论》说："夫四时阴阳者，万物之根本也。"（译释：四时阴阳的运动变化，是众物生长收藏的根本）"阴阳"在这里不仅指"春夏秋冬"四季，还指四季的运动变化，"阴阳"作为静态与动态的结合再次得以展现。

4. 奇偶

《周易》认为"一"，象阳，象天；认为"一一"象阴，象地。基于这样的认知，中国传统文化把奇数视为"阳"，把偶数视为"阴"。中医深受此影响，很多相关记载由此而生。《灵枢·根结》有证："阴道偶，阳道奇"（译释：阴为双数，阳为单数）。

5. 律吕

"律吕"是有一定音高标准和相应名称的中国音律体系。《周礼》说："掌六律六同，以合阴阳之声，阳声：黄钟、大蔟、姑洗、蕤宾、夷则、无射。阴声：大吕、应钟、南吕、函钟、小吕、夹钟。"（按：阳为律，阴为吕）"阴阳"作为音律体系的指称在《灵枢·经别》有证："外有六府，以应六律，六律建阴阳诸经，……此五脏六腑之所以应天道。"（译释：属阳的六腑，以应六律，六律分六阴六阳，……这是五脏六腑与自然界相应的情况）"六律"是古代音乐的律制。相传黄帝时，截竹为筒，每筒长度不同，声音也有清浊高下之分，以此校定各乐器的音调。竹筒各十二个，分阳律六，阴律六，叫十二律，阳律与阴律合称"律吕"。

6. 动静

《素问·阴阳别论篇》说："静者为阴，动者为阳。"（译释：脉安静的属阴，脉躁动的属阳）虽然这里的静动专属脉象，但从中可以看到"阴阳"在运动状态中的分别与对立。

7. 内外（表里）

《灵枢·邪气藏府病形》说："阴阳俱感，邪乃得往。"（译释：在内外俱伤的情况下，风邪才能内侵入脏）《灵枢·寿夭刚柔》说："阴阳俱病，命曰风痹。"（译释：表里阴阳俱病的称为"风痹"）"内外，表里"的含义是"阴阳"在方位域中的凸显。

以上作为自然或物象对立的"阴阳"之延伸意义可以生动展现词语的综合观，即词语意义并非通过组成部分以"1+1=2"的方式获得，而常常是通过相互影响、整合，从而激活新的认知域，表达新的信息。由于事物的多重属性和相互关联，对事物不同的观察视角就会获得不同的认知，这些认知相互激活，使人类的概念系统不断运动、变化，通过分化、合并和转移等方式，系统的框架逐渐扩大，使同一概念具有了多义化。

二　人体的对立

1. 阴气，阳气

《灵枢·根结》说："发于春夏，阴气少，阳气多，……发于秋冬，阳气少，阴气多。"中医用春夏与秋冬的对立来类比人体的"阳气"与"阴气"。四季的不同特征促成了"阴阳之气"的相异属性。中医认为，就运动方向和性质来说，行于外表的、向上的、亢盛的、增强的、轻清的为阳气；而行于内里的、向下的、抑制的、减弱的、重浊的则为阴气。具体看，就功能与物质而言，阳气指功能，阴气指物质；就脏腑机能而言，阳气指六腑之气，阴气指五脏之气；就营卫之气来说，阳气指卫气，营气指阴气。正如春夏万物复苏，焕发生机，阳气是生命的根本，是人体物质代谢和生理功能的原动力，是人体生殖、生长、发育、衰老和死亡的决定因素。所以，中医里有"得阳者生，失阳者亡""阳强则寿，阳衰则夭"等重阳的言说。

2. 气血

《灵枢·终始》说："邪气独去者，阴与阳未能调，而病知愈也。"（译释：虽然邪气已经独去，阴阳气血尚未调和，但已可知其病将要痊愈）血液有形而属阴，气无形而属阳，所以，中医把血液视为"阴"，把气视为"阳"。《灵枢·通天》有证："太阴之人，多阴而无阳，其阴血浊，其卫气涩，阴阳不和。"（译释：属于太阴的人，阴偏多，却无阳，他们阴血重浊，卫气涩滞，阴阳不能调和）"多阴"表现为"阴血浊"，"无阳"表现为"卫气涩"。"阴阳"与"血气"形成前后呼应。

3. 阴经，阳经

《灵枢·终结》说："明知终始，五藏为纪，阴阳定矣。"（译释：

要明确知晓"始终"的意义，应以五脏为纲领，然后分别确定阴阳各经的部位）中医将经络中内属于脏的，和脏直接相连、关系最紧密的经称为阴经；将内属于腑的，和腑直接相连、关系最紧密的经称为阳经。阳经在四肢的表面，阴经在四肢的阴面。

4. 男女交合

《素问·调经论》说："其生于阴者，得之饮食居处，阴阳喜怒。"（译释：发生于阴的，来自饮食起居调摄的失调，以及房劳喜怒七情的不节）这里的"阴阳"指"房事"，是夫妇间性行为的文雅说法。

5. 阴证，阳证

《灵枢·终始》记载："故阴阳不相移，虚实不相倾，取之其经。"（译释：总之，阴证阳证不能混淆，虚证实证不能错乱，都要取其所属经脉的穴位来治疗）

中医认为所有病证都可分为阴证和阳证。阴证是体内阳气虚衰、阴偏盛的证候；阳证是体内阳气亢盛，正气未衰的证候。一般而言，阴证必见寒象，以身畏寒，肢冷，精神萎靡，因脏腑器官功能低下，机体反应衰减而形成，呈现一派虚寒的表现；热证必见热象，以身发热，烦躁口渴，因脏腑器官机能亢进而形成，多见于体壮者，呈现一派实热的表现。两者对比，可以看到"阴阳"在"症候"中同样保持了原有的特点。

第四节　"阴阳"的综合解读

从以上实例可以看到，"阴阳"的概念非常抽象而又笼统，它的形成必须依靠其所适应的整个结构中的背景信息，这些信息是一组丰富的百科知识，它们与概念显像一起构成"阴阳"概念。所以，对这一概念的认识与理解必须充分考虑到概念显像和它后面所蕴涵着的相关背景知识或概念结构，这些知识或结构即人脑中的框架。本章列举的填充项只是"阴阳"概念的一部分，随着视角的变化，"阴阳"框架内的概念槽凸显程度不断发生转换，与之对应的填充项会越来越多，大量不同词义将由此产生，这是框架语义理论对"阴阳"多义化的理据性解释。

第六章　结语

根据认知语言学的观点，人类的认知可以是一种模糊的意象图式，也可以是一种概括性的框架，这是一种基本的认知模型。具体地说，是"人们在认识事体、理解世界的过程中所形成的一种相对定型的心智结构，是组织和表征知识的模式，由概念及其之间相对固定的联系构成"（王寅，2007：212—213）。

作为中医学，乃至中国哲学的重要范畴与命题，"精，气，神，阴阳"正是基于人类对世界的认知与经验，经过特有的抽象思维，高度凝练出来的百科全书式的概念系统。这些"概念系统巨大，丰富，无穷尽"（Fauconnier & Turner，2002：277）。它们在自然域、社会域和医学域之间的穿梭，在广义和狭义之间的往复说明了"含义是世界知识与实际语境互动的结果"（Kecskes，2006：18）。所以，对它们的理解不能拘泥于狭窄的指称意义和相邻概念，而应把它们置于更广的背景空间与知识结构之中，也就是要激活对它们的概念联想，这种激活反映到人脑思维，自然形成框架，正如Langacker所说：基本概念要素建立在知觉和身体经验之上，是意象性而非命题性的（2004：3）。

基于这样的认识，本章虚拟了"精，气，神，阴阳"的框架。通过层层剖析从《黄帝内经》里精选的例证，对框架语义理论于一词多义现象的贡献进行了多角度解说。

（1）"语境取决于词的原型用法，所谓原型用法就是词汇背景条件与其原型定义相匹配的那种用法。"（李福印，2011：120）对"精，气，神，阴阳"的原型分析可以看到，虽然四个概念随语境的不同出现不同含义，但它们的指称意义，即概念显像，是相对稳定的。正是原型使词语使用与语境之间的复杂性得以解释，也是原型用法使各种含义得以在人脑中形成一定的框架。此外，框架里的填充项因原型而具有或近或远的家族相似性，而不同矩阵又能反映出概念显像所蕴含的背景知识或概念结构随人的认知而不断变化，正是这种家族相似性和变化使概念多样化，但又彼此关联，从而形成一词多义现象。

（2）根据《黄帝内经》中"精，气，神，阴阳"不同的概念槽和填充项可以看到，这四组命题是一种多维的概念结构，由一系列概括性概念范畴组合而成，这些范畴之下又有各种相应的详细说明，这些范畴与说明的可变性引发了"精，气，神，阴阳"的多义现象。

（3）"精，气，神，阴阳"的物态与动态，多变性与概括性，使它们"含义的丰富程度无与伦比地超过了语言形式"（Kecskes，2006：18）。对这些含义进行梳理，可以发现它们形成了"自然域"与"人体域"等不同视角。根据这些视角，相关义项彼此结合形成了多个框架局域，而视角和框架局域的不同又引发了"精，气，神，阴阳"的框架矩阵的复杂性，同时，也使它们的不同词义得以产生，从而证明了Fillmore的观点：一词多义现象是因为词具有可替换性框架造成的。

Charniak说："语言的理解需要把它传递的内容与已知框架进行匹配。所以，把握概念的意义关键在于理解它所构成的框架。"（1980：62）本章尝试为《黄帝内经》中的"精，气，神，阴阳"的多义指称搭建框架，虽然不能以偏概全，但通过对框架的解构，化繁为简，化模糊为清晰，使这四组纷繁复杂的概念得到有效梳理。总之，就像一幅幅直观的自然画面，"精，气，神，阴阳"的框架生动例证了框架语义理论一词多义现象解释的理据性。同时，用"精，气，神，阴阳"对概念槽、填充项、凸显的认知机制等做出例证，证明了"框架"的提出是对"语义学的根本性再思考"，它并非是对传统语义分析方法的简单补充，而是为语义研究开辟了一条创新而独特的途径，彻底改变了人们对语义概念的认识。

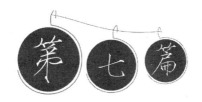

第七篇

一词多义认知研究的整合与启示

第一章　一词多义认知研究的整合

研究发现，原型范畴、隐喻/转喻和框架语义理论都能对一词多义现象做出合理解释，虽然角度不同，但共同的认知属性却使它们能彼此交叉、相互关联。对这一发现进行整合可使一词多义的本质得到高度概括，进而给认知与语言的研究带来新的启示。

本书第三篇第四章到第六章详细论述了原型范畴理论、隐喻/转喻理论和框架语义理论的认知属性。作为认知语言学理论，它们对一词多义现象的解释既有共性也有个性，正是这些共性与个性的融合，使它们有机结合，相辅相成，摆脱了各圆其说的困境。

具体地说，随着社会的发展，人脑在原有概念域的基础上通过家族相似性产生新的认知，为了避免词汇的泛滥，人类根据新事物与已知事物之间的相似性或关联性，通过隐喻/转喻思维，在词的原型义项基础上延伸出更多义项，这些义项激活了人对概念的各种联想，反映到人脑里，自然形成一个整体性框架，这就是一词多义的框架性图示。但必须指出，多义现象是原型范畴的一种延伸，在人类特有的思维下，通过跨域延伸出不同义项，也就是框架里的各个填充项，这些填充项之间的界限并非是绝对的。

从第四章到第六章的三章内容里各选出两个词（实际上，任何一个词都可以）作为代表进行再分析，可以使不同理论之间千丝万缕的联系得到生动展现。这些词分别是基于原型范畴理论的"宗、经"，基于隐喻理论的"窍、海"，基于转喻理论的"蛊、舍"和基于框架语义理论的"精、气"。用文字描述它们与三种理论的联系会很烦琐，不如用图表示显得直观，同时，在一定程度上，这些图示还构成了一种类框架，这种类框架使各个词多义化的方式得到显形。（每个词只列部分填充义项）

"宗，经"的框架式再分析

词	原型范畴	思维方式	概念槽	填充项
宗	在室内对祖先祭祀（行为域）	隐喻→	地点域	祖庙
			人物域	祖先；众人所师法之人物
			分类域	生物种类，派别
			行为域	尊崇，统治
			中医域	宗气，水宗
经	织物上纵向的纱线（织物域）	隐喻→	自然域	南北纵贯的道路或土地；江河
			思维域	规律
			书籍域	历来被尊奉为典范的著作
			中医域	经脉，经穴

"窍，海"的框架式再分析

词	原型范畴	思维方式	概念槽	填充项
窍	孔洞，窟窿（自然域）	隐喻→	中医域	九窍，空窍，汗窍，心窍
海	百川汇聚处（自然域）	隐喻→	中医域	气海，血海，精海，髓海

"蛊，舍"的框架式再分析

词	原型范畴	思维方式	概念槽	填充项
蛊	人肚子里的寄生虫（自然域）	转喻→	中医域	男子胀病，蛊疾
舍	处所，房屋（自然域）	转喻→	中医域	病所

"精，气"的框架式再分析

词	原型范畴	思维方式	概念槽	填充项
精	挑选过的好米（自然域）	隐喻→	自然域	构成万物的灵气；日月五星
			中医域	脏腑之精；水谷精微；生殖之精
气	云气（自然域）	隐喻→	自然域	天气，地气
			中医域	五脏之气，后天之气

　　从以上四个框架可以看到，词的多义化经历了这样一个过程：由原型义项为基点，通过隐喻或转喻的思维方式向不同概念槽延伸，形成一

条条缀有不同义项的线，这些线因为生成的同族性，彼此相连，结合成面，这就是框架。犹如几何学里的点、线和面，原型作为人脑中的原料，隐喻/转喻作为人脑的思维手段，框架作为人脑中的显像，它们交织而成一幅幅"认知图"，共同印证了词各义项的产生并非任意，而是通过特定的认知机制互为关联，是人类认知范畴和概念化扩大的结果。这就是对一词多义现象本质的整合性认知，同时，通过这些框架和各种分析还可以看到，大部分词并非单一而孤立的概念，所以，词义研究的趋势应从静态转向动态，对词义的描述应综合考虑使用过程中的各种因素及其影响。

第二章　一词多义认知研究的启示

一词多义现象的认知研究不仅证实了原型范畴理论、隐喻/转喻理论和框架语义理论的理据性，证实了各义项之间存在的认知关联性，而且对于人类认知特征和语言的研究有着重要启示。

第一节　对于人类认知特征的启示

如前所述，认知语言学体系建立于 20 世纪，是西方语言学的新兴学科；《黄帝内经》则形成于春秋战国时期，是中国最早的医学典籍。无论从形成时间还是领域空间而言，两者可谓天壤之别，但正如本书所示，它们却似乎有着天生的默契，在"家族相似性"的基础上，自然形成了互证研究。

把认知语言学理论与《黄帝内经》里的一词多义现象进行有机融合，通过多方位的双向解读，使深奥的中医文字在理性的思辨中熠熠生辉，使先进的西方理论在古老的语言里大放异彩，这其中的奥妙就在于认知的力量。对此，沈家煊一语破的："人同此心，心同此理，人的认知心理不仅古今相同，而且中外相通。"（1998：45）人类具有相同的身体构造和感知器官，面对相同的物质世界，具备相同的感觉和认知能力，所以一定能够获得相似的概念结构。无论是原型范畴概念、隐喻与转喻的生成机制，框架语义里的概念槽或填充项，还是《黄帝内经》里大量鲜活的例证都在表明，人类的认知过程常遵循这样的规律——从熟知到未知，从有形到无形，从具体到抽象，从容易定义的概念和事物到难以定义的概念和事物，这是一个渐进的过程，反映着人类对世界认知的共同特征。可以说，《黄帝内经》一词多义认知研究的核心指导思想正是："认知语言学把人类的两大高级心智——语言和认知作为

自己的研究对象，在这个意义上，它是对人类自身的研究。"（卢植，2003：7）

第二节　对于语言研究的启示

本论著虽然只针对一词多义现象，但个体研究一定程度上也是对语言共性的探索。

首先，研究发现，多义词词义扩展和结构与人的认知发展路径基本契合。正是随着人的认知发展，词经历了漫长的语义演变过程，逐渐形成较为稳定的语义范畴结构，可见，作为人类智能活动的结晶，语言体现着人类的认知过程。所以，认知是语言发展的必备条件，对语言产生、发展及其规律的研究都离不开对人的认知探求。

其次，对人的认知探求不可能深入人的大脑，但可以通过语言之间的"关联度"，把语言现象纳入认知机制编制的巨大网络中进行分析描写，从而通过语言的认知性质展现人的认知过程。一句话，通过观察语言现象的规则和普遍性可以说明人类认知能力以及发展的规律性和共同性。当然，有些语言现象不能完全排除其生成的任意性。

研究已经证明，人类的认知具有共性。那么，作为人们感知外部世界最重要手段的语言必然也有共性。正是在共性的基础上，中外古今的语言之间才能切磋交流，不同语言之间的翻译才有实现的可能，而语言整体的研究也才有意义。

总之，本论著对于语言研究的启示在于：语言与认知的关系是互动的、不可分的，只有按照人的认知规律和脉络去研究语言，对各种语言现象形成动态的认知识解，才能做到知其然且知其所以然，对语言有一个深度与全面的认识。

第三章　结语

　　根据以上的整合与启示，可以看到，人类通过身体对外界进行感知，在体验过程中，逐渐形成对各种物象的模糊认知。随着认知意象不断沉淀，认知范围不断拓展，认知层次不断提高，人脑中逐渐形成各种范畴和概念，它们是人类原始思维的出发点，是想象力和创造力的根本来源。范畴和概念的不断成熟就需要固化，从而形成相应的词汇，语言符号便应运而生。由于人体与外界的互动方式不同，人对物象的认知和思维也就存在很多差异，形成的词语意义自然千差万别。可见，概念或意义的词汇化并非认知过程的终点。实际上，被词汇化的概念作为已有的认知成果反过来又推动了人类新的认知，新的认知成果可能促成新概念的产生，也可能促成已有概念外延和内涵的不断扩展。所以，陈忠说："大量语言事实充分表明，特定文化环境造就的认知模式制约着语言的意义；语言对认知具有特定的引导任用；语言和认知之间的关系呈现出双向、互动、交叉的关系，而不是单向的关系。"（2007：50）

　　总之，一词多义就像语言发展的图腾，它对语义和认知研究具有基础作用，能彰显认知语言学强大的生命力。正是从认知角度观察语言现象，使很多规律性的东西得到梳理，才能从各个层面探讨语言的本质，使很多难以解释的问题得到合理诠释。

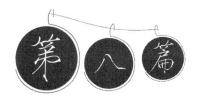

第八篇

总　结

第一章　内容综述及研究价值

一　内容综述

　　一词多义体现了语言的灵活性、适应性和创造性，体现了人类语言的强大生命力。围绕这一现象，作者首先简单回顾了一词多义的传统研究。在语义学创立初期，一词多义被解释为一种旧义与新义，本义与隐喻义，狭义与广义，抽象义与具体义共存的语言现象。这一阶段肯定了一词多义的存在，并对它进行了作为现象性质的界定，但是因为受时代发展的局限，它只能把一词多义的产生机制简单地归结为"自我复制，复制增多"的过程。在历史语义学阶段，一词多义被认为是语义革新的结果，是名称的转移，但它的历时性研究只能对词义的纵向延伸而无法对词义的横向扩展做出说明。在结构语义学阶段，无论是索绪尔关于语言任意性的观点，还是特雷尔的"语义场理论"，他们都视一词多义为非常规特例，把它排斥到语言学研究之外。20 世纪 50 年代后期，生成语义学的提出冲破了乔姆斯基生成语法的束缚，提升了语义研究的地位，使词义研究进入新阶段。这一阶段主要通过特征分析法，即把词切分成多个语义特征进行描述。但语义成分的抽象和不可捉摸性使实际操作显得困难重重，在这样的背景下，一词多义被解释为多个意义的组合，意义之间不存在任何关系。总之，以上传统研究片面强调语言系统的内部机制，忽视了语言与外部世界的关系，所以，都无法触及一词多义的本质，对它做出合理解释。

　　20 世纪 80 年代得以确立的认知语言学打破了传统局限，将词义研究从语言上升到语言的使用者——人，以其独特的视角探讨了这一语言现象。为论证人类认知能力对一词多义的关键作用，本书分别从社会学和语言学的角度对词和一词多义进行层层梳理。社会学角度重在解释语言经济性原则作为人类行为中的一种省力原则使"一词一义"发展到"一词多义"的认知必然性。语言学角度则重在剖析词义构成、发展和延伸的动态变化,以及它们与人的交际、省力和顺势等认知心理的联系。在层层分析的基础上,本书论证了认知语言学对于一词多义研究的理据性和开创性,但同时发现,尽管认知语言学提出并逐步完善了众多概念与理论,为一词多义的研究提供了全新的认知视角,但目前这一方面的实证性研究还很欠缺,国内更是缺乏能结合汉语语料的原创性研究。所以,创造性的语料选择成为思考的重点。

长期身处中医院校,作者深刻感受到:尽管文化背景的差异造就中西医不同的医学模式和思维方式,但在以"健康"为主旋律的今日世界,越来越多的医学家正在尝试把从宏观到微观的中医研究和从以生物学模式为主导的西医研究进行融汇交叉,从理论到临床都做出了可贵的尝试,这为中西医结合提供了契机。在这样的社会背景下,语言研究是否也能尝试"中西合璧"?本书正是选择集中华文化与语言精华于一体,且在国际上有一定影响力的《黄帝内经》作为范本,用认知语言学理论探讨其中的一词多义,试图为这一现象的实证研究提供一条新思路。同时,用西方语言学理论与中国文字与文化有机结合,也为中医走向世界提供更多的契机。

首先,本书从学术地位与语言特点方面论述了《黄帝内经》的研究价值。《黄帝内经》在中国文化土壤里孕育而成,不仅是中医理论的奠基之作,也是历经数千年而不衰的中华文化瑰宝,其中的语言"文简,言炼,意博",很多特点值得研究。

其次,本书通过对比《黄帝内经》学术体系的形成与认知语言学的哲学基础,论证了前者可以作为后者研究范本的理据性。认知语言学的哲学基础是体验哲学,它指出:人类的范畴、概念、推理和语言都来自于人们与客观外界的互动体验和认知加工。这一点与《黄帝内经》的形成,即对人体生命现象和医疗实践长期观察与验证的结晶,一脉相承,互为印证。认知语言学认为"人类的认知是基于对自身和空间的理解",并提出了"心智的体验性,认知的无意识性和思维的隐喻性"三原则。本书围绕体验哲学的这些核心思想,分别从中医渊源,针推起源,四诊合参,"以人为本",发展的地域性差异,"悟""精气神",取象比类等中医现象进行对照性解释,并从《黄帝内经》里汲取相应语料加以例证。这一部分将中医学与体验哲学进行反复交叉，实现了由基础性研究向应用性研究的过渡。至此，本书进入实证研究部分。

本书在对《黄帝内经》提供的语料进行深入考察后，精选出具有典型特征的多义词，分别用认知语言学的原型范畴理论、隐喻/转喻理论和框架语义理论作为研究工具，对这些词展开多维探讨。原型范畴理论重在例证家族相似性使词义范畴能以原型义项为核心向外扩展，并以连锁型或辐射型模式构成意义链或意义网络，从而形成一词多义现象的认知机制。隐喻/转喻理论重在论证隐喻与转喻是词义引申扩展的基本途径和主要手段，是形成一词多义的重要渠道。框架语义理论重在论证框架内不同概念槽凸显程度的差异导致一词多义产生的认知机制。在实证论述过程中，本书参阅了大量中医文献和《说文》等中国文字典籍，并对有一定造诣的多位中医专家和汉字研究学者进行访谈。在整个研究过程中，作者不断对词语背后的认知机制进行内省，通过亲身感受，体验了"一词多义源于人的认知机制"这一核心论点。

最后，本书对以上各种实证性研究进行整合，对一词多义现象做出概括性论述，并从人的认知与语言研究角度提出了新的启示。

二　研究价值

本书的主要贡献在于将西方语言学理论与中国文献经典巧妙结合。具体地说，《黄帝内经》充斥着大量多义词，它们原始质朴的内涵与鲜明独特的文化气息蕴含着"人是原因"的理性思想。本书借助认知语言学的相关理论对《黄帝内经》里的一词多义现象进行多角度解读，对词的多义机制和多义的普遍性、灵活性与创造性做出了新的诠释，这样的结合可以生动展现认知与语言的关系，从而例证认知语言学研究的重要意义。

此外，本书对于认知语言学的国际化、跨学科研究，一词多义的实证研究，中医术语的解读与汉字的外宣工作也有一定的可参考价值。

首先，针对在认知语言学领域，"除英语外其他语言没有得到足够关注与结合汉语语料原创研究不足的现状"，本书借助相关理论对《黄帝内经》一词多义现象进行的多方位解读正是使认知语言学与汉语有机接轨的尝试，为中国文化与文字的国际化研究提供了新的思路。这一尝试同时证明："任何一个国外的理论流派介绍到中国来，都有一个如何与中国的实际相结合的问题。中国的实际包括中国语言学的传统和现状，也包括中国丰富的语言资源，包括历史的和现在的、汉语的和民语的、共同语的和方言的。历史证明，外来的东西只有与本土的实际相结合才有肥沃的土壤，才能开花结果，不然就只能是昙花一现，不能持久。"（吴为善，2011：24）

其次，认知语言学各理论学派对多义词的阐释在一定程度上只是语言学家的内省结果，缺乏实证性研究，本书利用认知语言学理论对中医多义词进行多维解读，由此形成的丰富语料对国外理论提出者有新的启迪。

再次，从《黄帝内经》可以看到，很多中医术语具有突出的模糊性，这给解释造成极大障碍。但是，难以解释不等于无法解释，利用认知语言学理论作为研究工具，使晦涩的中医词义浮出水面，对《黄帝内经》的研究从医理阐释进入到语言探讨，这是本研究的难点但也是亮点所在，正如《认知语用学》里所说：不仅"他山之石，可以攻玉"，而且"我山之石，亦可攻玉"，将中西语言理论与现象结合起来，洋为中用，中西结合，才能对复杂的语言现象做出更合理的解释，提出更具有解释力的理论框架，尽早走出语言的迷宫（何自然，2006：8）。

还有，认知语言学的理据性使它能与社会语言学、诗学等社会学科进行融合，而本研究将认知语言学与中医学交叉，实现了从社会学科向自然学科的跨越，在研究上具有一定开阔性。

另外，传承岐黄密旨，让世界认识中医，这是包括中国人在内的不同肤色人士的共识。本书借助认知语言学，使中医的玄妙在充满理性的论述中得以诠释，在一定程度上有助于揭开中医神秘的面纱。这是除中医翻译之外，使中医国际化的另一种尝试，也使本书更具特别的社会价值。

最后，本书借助《黄帝内经》，对中华文明的传统符号——汉字的文化内涵和审美意蕴进行了一定程度的呈现。从"淫、经"等字形分析可以看到，汉字集音、形、义于一体，具有形象、直观和表意的特征，这一特征使其成为世界上单位字符信息量最大的文字，基于这一独特的魅力，有学者把它列为中国的第五大发明。通过字形可以了解字义，其特点使沈家煊在一篇序言中发出感慨："像'认知语言学'这样的理论本是应该由我们中国的语言学家首先创建的。"（2010）同时，本书通过汉字研究解读《黄帝内经》的尝试也表明，汉字知识是学习中华传统文化的必要基础。

　　总之，本书力图证明：对多义词具体意义的确定是一个动态的认知识解过程。认知语言学理论的最终目标并非完美再现人的认知过程与语言的原始面貌，而是启发人去激活大脑神经认知触点，对语言做出创造性研究。结合以上种种，本书对一词多义的认知研究在一定程度上可以成为检验认知语言学理论优越性的范例之一。

第二章 研究的局限性与可拓展的空间

一 研究的局限性

作者深感研究存在三个方面的局限。

首先，认知语言学强调体验、认知与语言三者之间的紧密联系，但由于时空的局限性，作者不可能进入《黄帝内经》的产生时代，探查先哲们对环境的体验，和基于这种体验的认知对语言的直接影响。所以，虽然经过反复探究，但对于书中某些语言现象的理解与分析难免带有一定程度的主观色彩，对一词多义生成机制做出的描述是否与原本词义发展的路径和面貌完全契合，尚待进一步论证。

其次，本书在对例证的解释中难以做到十分精确的表征与再现，有些陈述显得模糊，不够专业或到位，没有能很清楚地解释语言背后的认知与语言背后的世界，而这也正是中医语言古奥难懂的表现。

最后，作者在《黄帝内经》译本的选择中发现，不同版本对同一个词的解释大相径庭。在写作中，既要考虑词语解释的准确性，又要注重其通俗性，保证非专业人士也能从中受益，在这一方面，作者虽然煞费苦心，对不同版本进行反复对照，并对专家进行多次访谈，但还存在很多纰漏。

二 可拓展的空间

在本研究的基础上，作者认为后继研究可以围绕以下几方面展开。

（1）将本研究的部分例证进行翻译，并对译词展开相似研究，通过中英多义词的对比，探讨不同语言体系下词义扩展的异同，从而进一步论证认知与语言之间的逻辑关系，使认知语言学在更大范围内开花结果。

（2）在外语教学中，教师在讲授多义词时，要么进行孤立处理，遇到一义讲一义；要么不加引导，直接全部列出，给学生造成严重的记忆负担。将多义词的认知研究移入外语课堂教学，可以通过词义之间的认知关联，使学习者自然习得相关词义，从而促进有效记忆。具体地说，在词汇教学实践中，教师可以从词的基本意义出发，利用隐喻和转喻这两大认知手段或框架理论原理推导出词的其他意义，从而帮助学生理解词语各义项之间的深层联系，使词义范畴在学生大脑中形成一个彼此相连的整体，然后在特定的语境中习得词语。特别在中医药高等院校，若能参考本研究的模式对中医词语进行趣味讲解，给学生一把开启多义词的钥匙，定能使他们的学习更有意义，也会更有成效，这正是作者以后的研究重点。

（3）目前，很多中外人士对中医文献深感兴趣，中医的古奥却常使其望而却步，作者就是其中一员。从无知到有知，从迷糊到顿悟，认知语言学理论使很多中医知识浮出水面，本研究成为作者非常真实的体验过程。通过这一过程，作者亲身感受到认知语言学理论对中医语言的强大解释力。所以，今后还将围绕更多的认知理论（如概念合成理论等）对中医语言展开探讨，并对研究成果进行翻译，使更多对中医感兴趣的人士从中受益。

总之，能与认知语言学理论高度契合者，远不止《黄帝内经》，一条以认知语言学理论译介中国古代优秀典籍的新路出现在作者面前，"路漫漫其修远兮"，吾愿奋力而求索。认知研究的领域广阔，道路漫长，未来的认知存在无限可能，需要更多语言研究者不断的追求，作者将在这一思想的引导下，做出更多具体研究。

参考文献

一　中文

［英］爱德华·泰勒：《人类学》，连树声译，广西师范大学出版社2004
　　年版。

包顺义、包渝艳：《素问评译》，山西科学技术出版社2010年版。

程士德：《内经》，人民卫生出版社2011年版。

成肇智：《中医药英语》，人民卫生出版社2001年版。

陈嘉映：《语言哲学》，北京大学出版社2008年版。

陈忠：《认知语言学研究》，山东教育出版社2007年版。

陈新仁：《试探"经济原则"在言语交际中的运行》，《外语学刊》1994
　　年第1期。

陈津生：《中医概念的特点层次与变易》，《上海中医药杂志》1995年
　　第1期。

蔡龙权：《隐喻化作为一词多义的理据》，《上海师范大学学报》2004
　　年第5期。

常宇：《〈黄帝内经〉英译本在美国陆续出版》，《中华医史杂志》2003
　　年第2期。

程雅君：《从"三教合一"到"三流合一"——中医哲学发展史观》，
　　《云南社会科学》2010年第7期。

程雅君：《中国哲学的萌芽与中医学的起源》，《江西社会科学》2009
　　年第3期。

陈香兰：《转喻：从"辞格"到认知的研究回顾》，《外语与外语教学》
　　2005年第8期。

戴昭铭：《文化语言学导论》，语文出版社 1996 年版。

窦文宇、窦勇：《汉字字源》，吉林文史出版社 2009 年版。

福景华：《黄帝内经素问》，中国人民大学出版社 2010 年版。

［瑞士］费尔迪南·索绪尔：《普通语言学教程》，高名凯译，商务印书馆 1985 年版。

冯英：《汉语义类词群的语义范畴及语义认知研究》，北京语言大学出版社 2011 年版。

郭霭春：《黄帝内经素问校注语译》，贵州教育出版社 2012 年版。

郭霭春：《黄帝内经灵枢校注语译》，贵州教育出版社 2010 年版。

［德］赫尔德·J. G.：《论语言的起源》，姚小平译，商务印书馆 1999 年版。

何裕民：《中医学导论》，中国协和医科大学出版社 2004 年版。

何自然：《认知语用学——言语交际的认知研究》，上海外语教育出版社 2006 年版。

何雅文、许亮华：《语言经济性原则下的言语交际认知思维模式探微》，《长春大学学报》2010 年第 11 期。

胡壮麟：《语言·认知·隐喻》，《现代外语》1997 年第 4 期。

胡壮麟：《认知隐喻学》，北京大学出版社 2004 年版。

黄海波：《中医人体部位名称的文化模式》，《中文自学指导》1997 年第 3 期。

蒋绍愚：《古汉语词汇纲要》，北京大学出版社 1989 年版。

刘正光：《语言非范畴化》，上海外语教育出版社 2006 年版。

李福印：《认知语言学概论》，北京大学出版社 2011 年版。

李福印：《语义学概论》，北京大学出版社 2006 年版。

李福印：《如何阐释认知语言学》，《外语学刊》2009 年第 2 期。

李良松、郭洪涛：《出入命门——中医文化探津》，中国人民大学出版社 2007 年版。

李云昌、周雪莉、马百平：《中医文化面面观》，军事医学科学出版社 2007 年版。

李照国：《定静安虑而后有得——〈黄帝内经〉英语翻译随想》，《上海翻译》2006 年第 1 期。

李景生：《汉字与上古文化》，中国社会科学出版社 2009 年版。

李磊:《中医英语》,科学出版社 2006 年版。

李磊、尤传香:《〈黄帝内经〉〈素问〉〈灵枢〉诸书名的文化内涵》,《中医药通报》2011 年第 6 期。

楼毅云:《〈黄帝内经〉天人相应观与妇人月事》,《中华中医药杂志》2008 年第 11 期。

卢植:《认知语言学的研究方法》,《四川外语学院学报》2005 年第 5 期。

卢植:《论认知语言学对意义与认知的研究》,《外语研究》2003 年第 4 期。

梅德明、高文成:《以〈老子〉为语料的概念隐喻认知研究》,《外语学刊》2006 年第 5 期。

马勇:《从语义学看中医》,《南京中医学院学报》1993 年第 1 期。

马伯英:《中国医学文化史》,上海人民出版社 1994 年版。

马春雨:《"体验哲学"对西方传统语言学的挑战》,《外语学刊》2004 年第 3 期。

孟景春、王新华:《黄帝内经灵枢译释》,上海科学技术出版社 2006 年版。

宁蔚夏:《"醫"字中的中医文化》,《中国中医药报》2011 年第 11 期。

潘大为:《从"薄厥"的不同解释看神明问题》,《时珍国医国药》2008 年第 10 期。

沈家煊:《〈认知语言学与汉语研究〉序言》,吴为善著《认知语言学与汉语研究》,复旦大学出版社 2010 年版。

沈家煊:《实词虚化的机制——〈演化而来的语法〉评介》,《当代语言学》1998 年第 3 期。

束定芳:《论隐喻的运作机制》,《外语教学与研究》2002 年第 2 期。

束定芳:《隐喻学研究》,上海外语教育出版社 2000 年版。

束定芳:《认知语义学》,上海外语教育出版社 2009 年版。

束定芳:《隐喻与转喻研究》,上海外语教育出版社 2011 年版。

束定芳:《语言的认知研究——认知语言学论文精选》,上海外语教育出版社 2007 年版。

束定芳:《隐喻学研究》,上海外语教育出版社 2000 年版。

苏晓军:《认知符号学视域中的体验性》,《外语学刊》2009 年第 6 期。

孙常叙：《古—汉语文学语言词汇概论》，上海辞书出版社 2005 年版。

申俊龙、魏鲁霞：《论中医学的文化现象》，《南京中医药大学学报》
　　1996 年第 5 期。

［德］维特根斯坦：《哲学研究》，李步楼译，商务印书馆 1996 年版。

［德］温格瑞尔、施密特：《认知语言学导论》，彭利贞等译，复旦大学
　　出版社 2009 版．

王寅：《认知语言学》，上海外语教育出版社 2007 年版。

王寅：《体验哲学探源》，《外国语文》2010 年第 6 期。

王寅：《语言的体验性——从体验哲学和认知语言学看语言体验观》，
　　《外语教学与研究》2005 年第 1 期。

王寅：《体验哲学与认知语言学对语言成因的解释力》，《国外社会科
　　学》2005 年第 6 期。

王寅：《什么是认知语言学》，上海外语教育出版社 2012 年版。

王文斌：《隐喻的认知构建与解读》，上海外语教育出版社 2007 年版。

王文斌：《英语词汇语义学》，杭州教育出版社 2001 年版。

王福祥、吴汉樱：《文化与语言》，外语教学与研究出版社 2000 年版。

王志谦：《〈灵枢〉〈素问〉命名及卷篇含义》，《中医杂志》1985 年第
　　3 期。

王国辰：《黄帝内经素问》，中国中医药出版社 2011 年版。

汪榕培：《词义变化的社会和语言原因》，《外语与外语教学》1997 年
　　第 3 期。

吴为善：《认知语言学与汉语研究》，复旦大学出版社 2011 年版。

吴小晶：《论一词多涵》，《外语与外语教学》2002 年第 4 期。

吴志杰、王育平：《框架语义理论探索》，《语言学研究》2006 年第 3、
　　8 期。

吴颐人：《汉字寻根》，上海人民出版社 2009 年版。

吴苏仪：《画说汉字》，江西师范大学出版社 2010 年版。

吴昌国、朱忠宝主译：《中医基础理论》，上海中医药大学出版社 2004
　　年版。

许慎：《说文解字》，云南人民出版社 2011 年版。

《新编说文解字大全集》编委会：《说文解字大全集》，中国华侨出版社
　　2012 年版。

殷平善、庞杰：《中医治疗学中的隐喻思维》，《医学与哲学》2011 年第 1 期。

杨新雨：《王蒙的排比句》，《名作欣赏》1998 年第 1 期。

杨杰：《词的理性意义与伴随意义》，《外语与外语教学》1997 年第 2 期。

张大钊：《兼论中西医结合的几个层次》，《香港之窗》2000 年第 4 期。

张大钊：《中医文化对谈录》，广西师范大学出版社 2004 年版。

赵丽梅：《浅析中医英语翻译障碍》，《中国中西医结合杂志》2010 年第 4 期。

赵丽梅：《从翻译适应选择论看中医术语"同字异译"之现象》，《中国中西医结合杂志》2012 年第 6 期。

张登本：《论〈黄帝内经〉"神"的内涵及其意义》，《中华中医药学刊》2008 年第 8 期。

左民安：《细说汉字》，九州出版社 2011 年版。

张春梅：《试从体验哲学初探中医术语"神"的体验性》，《医学与哲学》2011 年第 8 期。

张勇：《德语一词多义的认知研究》，北京理工大学出版社 2012 年版。

赵艳芳：《认知语言学概论》，上海外语教育出版社 2011 年版。

赵艳芳：《言之义与言之力的推理关系》，《解放军外国语学院学报》1995 年第 3 期。

张辉、卢卫中：《认知转喻》，上海外语教育出版社 2010 年版。

二　英文

Bolinger, D. , *The Form of Language*, London: Longmans, 1977.

Barcelona, A. , "Introduction: The Cognitive Theory of Metaphor and Metonymy", A. Barcelona (eds.), *Metaphor and Metonymy at the Crossroads*, Berlin/ New York: Mouton de Gruyter, 2000, 1 – 28.

Barcelona, A. , "Clarifying and Applying the Notions of Metaphor and Metonymy Within Cognitive Linguistics", Driven, R. & Porings R. (eds.), *Metaphor and Metonymy in Comparison and Contrast*, Berlin/ New York: Mouton de Gruyter, 2003.

Charniak, E. , *Artificial Intelligence Programming*, Hillsdale, N. J. : Lawrence Erlbaum Associate Publisher, 1980.

Driven, R. & M. Verspoor, *Cognitive Exploration of Language and Linguistics*, John Benjamins, 1998.

Derrida, J. , *Margins of Philosophy*, Chicago: The University of Chicago Press, 1982.

Fauconnier G. & M. Turner, " Blending As A Central Process of Grammar. Goldber", A. E. (eds.), *Conceptual Structure*, *Discourse and Language*, Stanford: CSLI Publications, 1996, 113 – 129.

Fauconnier, G. , *Mappings in Thought and Language*, Cambridge: Cambridge University Press, 1997.

Fauconnier, G. & M. Turner, *Conceptual Blending and the Mind's Hidden Complexities*, New York: Basic Books, 2002.

Fillmore, C. , " Frames and Semantics", The Linguistic Society of Korea (eds.), *Linguistics in the Morning Calm*, Seoul: Hanshin, 1982, 111 – 137.

Fillmore, C. , "Frames and The Semantics of Understanding", *Quaderni di Semantica*, 1985 (6), 222 – 254.

Fillmore, C. & B. Atkins, Towards a Frame – Based Lexicon: The Semantics of Risk and Its Neighbors, Leher, A. & E. F. Kittay (eds.), *Frames*, *Fields*, *and Contrast*: *New Essays in Semantics and Lexical Organization*, Hillsdale, N. J. : Erlbaum, 1992, 75 – 102.

Geeraerts, D. et al. , *The Structure of Lexical Variation*: *Meaning*, *Naming and Context*, Berlin: Mouton de Gruyter, 1994.

Geeraerts, D. , *Cognitive Linguistics*: *Basic Reading*, Berlin: Mouton de Gruyter, 2006.

Gibbs, R. W. , *The Poetics of Mind*: *Figurative Thought*, *Language and Understanding*, Cambridge : Cambridge University Press, 1994.

Gibbs, R. W. , *Metaphor in Cognitive Linguistics*, Amsterdam: John Benjamins, 1999.

Goldberg, *A Constructions*: *A New Theoretical Approach to Language*, Foreign language, 2003 (3), 1 – 11.

Halliday, M. A. K. & R. Hasan, *Language*, *Context and Text*: *Aspects of*

Language in a Social Semiotic Perspective, Victoria: Deakin University, 1985.

Johnson, M. , *The Body in the Mind* : *The Bodily Basis of Meaning*, *Imagination and Reason*, Chigago: University of Chigago Press, 1987.

Johnson, C. , "Metaphor vs. Conflation in the Acquisition of Polysemy", The Case of SEE. M. K. Hiraga, et al. (eds.), *Cultural*, *Typological and Psychological Issues in Cognitive Linguistics*: *Current Issues in Linguistic Theory*, Amsterdam: John Benjamins, 1999 (152), 155 – 169.

Johnson, M. & Lakoff, G. , "Why Cognitive Linguistics Requires Embodied Realism", *Cognitive Linguistics*, 2002 (3), 245 – 263.

Jackendoff, R. , *Semantics and Cognition*, Cambridge: MIT Press, 1983.

Kecskes, I. , "Contextual Meaning and Word Meaning", *Foreign Language*, 2006 (5), 18 – 32.

Langacker, R. W. , "Reference-Point Construction", *Cognitive Linguistics*, 1993 (4), 1 – 38.

Langacker, R. W. , *Foundations of CognitiveGrammar*: *Theoretical Prerequisites*, Stanford University Press, 1987.

Langacker, R. W. , *Grammmar and Conceptionlizations*, Berlin: Mouton de Gruyter, 2000.

Langacker, R. W. , *Concept*, *Image*, *and Symbol*: *The Cognitive Basis of Grammars* , Berlin/ NewYork: Mouton De Gruyter, 2002.

Langacker, R. W. , "Mytonymy in Grammar", *Foreign Language*, 2004 (6), 2 – 24.

Langacker, R. W. , *Ten Lectures on Cognitive Grammar By Ronald Langacker*, Gao Yuan and Li Fuyin (eds.), Beijing: Foreign Language Teaching and Research Press, 2007.

Lakoff, G. & Johnson, M. , *Metaphors We Live By*, Chicago: The University of Chicago Press, 1980.

Lakoff, G. *Women*, *Fire*, *and Dangerous Things*: *What Categories Reveal About the Mind*, Chicago: The University of Chicago Press, 1987.

Lakoff, G. & Johnson. M. , *Philosophy in the Flesh*: *The Embodied Mind and Its Challenge to Western Thought*, New York: Basic Books, 1999.

Lakoff, G. , "Cognitive linguistics: What It Means and Where It Is Going",

Foreign Language, 2005 (2), 2 –22.

Lamb, S. , "Relational Network", *Foreign Language*, 2004 (2), 2 –14.

Lamb, S. M. , *Language and Reality*, London: Continuum , 2004.

Martin, W. , A Frame-based Approach to Polysemy, H. Cuyckens & B. Aawada (eds.), *Polysemy in Cognitive Linguistics*, Amsterdam & Philadelphia: John Benjamins Publishing Company, 1997, 57 –81.

Miller, G. &P. N. Johnson-Laird, *Language and Perception*, Cambridge : Cambridge University Press, 1976.

Newman, J. , "Motivating The Uses of Basic Verbs: Linguistic and Extra-linguistic Considerations", Gunter, R. &K. Panther (eds.), *Studies in Linguist Motivation*, Berlin: Mouton de Gruyter, 2004, 193 –218.

Ortony, A. , *Metaphor and Though*, Cambridge: Cambridge University Press, 1993.

Peirsman, Y. & Geeraert, D. , "Metonymy As Prototypical Category", *Cognitive Linguistics*, 2006, 17 (3), 269 –316.

Potter, S. , *Changing English*, London : Penguins, 1969.

Petruck, M. , "Frame Semantics", J. Verschueren (eds.), *Handbook of Pragmatics*, Philadelphia : John Benjamins, 1996, 1 –13.

Radden, G. & Z. Kovecses, "Towards a Theory of Metonymy", Panther, K. & Radden, G. (eds.), *Metonymy in Language and Thought*, Amsterdam & Philadelphia : John Benjamins, 1999, 17 –59.

Raymond W. & Gibbs, J. R. , "The Strengths and Weakness of Conceptual Metaphor Theory : A View from Cognitive Science", *Foreign Language*, 2008 (2), 2 –12.

Richards. J. C. , *The Philosophy of Rhetoric*, Oxford University Press, 1936.

Sweester. E. , *From Etymology to Pragmatic: Metaphorical and Cultural Aspects of Semantic Structure*, Beijing: Peking University Press, 1999.

Taylor, J. R. , *Linguistic Categorization: Prototypes in Linguistic Theories*, Beijing: Beijing Foreign Language Teaching and Research Press, 2001.

Taylor, J. R. , *Cognitive Grammar*, Oxford University Press, 2002.

Ullmann, S. , *Semantics: An Introduction to the Science of Meaning*, Oxford: Blackwell, Publishers Ltd. , 1962.

后　记

　　且夕蔓草间，驻足杏林暖，在美丽、婀娜的云南中医学院，感受着"云母屏开，珍珠帘闭，防风吹散沉香"的自然韵味，不觉生发很多灵感。在中医里徜徉，成就了几篇还算言之有物的学术论文，但对于中医博大精深的哲学思想、模糊灵活的学术说理和简约古奥的医籍文字，仍只能浮光掠影、浅尝辄止，对此，心中时感缺憾。

　　也许，与中医的缘分不仅如此。在博士求学的漫漫征途中，忽一日，在上海外国语大学图书馆里领悟到读书之妙："认知语言学特别贴近汉语这种不爱搞形式的语言""……真功夫是使汉语研究的成果对提出那些理论的国外语言学家也有新的启迪，我相信这也是国外同行们对我们的期待。"句句肺腑，字字珠玑，直指人心，一种醍醐灌顶之感油然而生：可否用深得中国传统文化之精髓的中医语言作为例证解读抽象的认知语言学理论？遂沿着此思路，同时研读两个领域的经典，渐渐领略到"白云升远岫，摇曳入晴空。乘化随舒卷，无心任始终"的畅快之感。

　　正如艺术批评家马塞尔所说："真正的发现之旅不是搜寻新风景，而是拥有新眼光。"新眼光即新视角，新颖的视角能让研究渐入佳境。用认知语言学理论解读中医语言，或者说，以中医语言论证认知语言学理论，正是这一中西合璧的视角使本书得以另样风格呈现于认知语言学与中医学视野。

　　"调百药齐，和之所宜。"中药讲究配伍，研究需要指导。认知语言学与中医学的结合难度很大，在不断尝试与反复论证中，得到来自不同领域的老师们和友人们倾心相助，这本书里凝聚着他们宝贵的经验与辛勤的汗水，值此文稿付梓之际，谨以"后记"鸣谢此番恩情。

　　首先，衷心感谢我的导师梅德明教授，正是他的悉心点拨与热忱鼓励使我的无数思想没有夭折，从本书雏形，即博士论文的撰写，到本书的形成都凝结了导师无尽的心血，他的信任与支持使我能在认知语言学的研究领域坚持至今。老师性情谦和，学识渊博，他对我的关心与教诲推动着我在学术道路上步步前行。

我最要感谢的还有熊磊教授——慈爱而智慧的云中校长！因为家庭原因，我调离了孕育我成长的云中这片热土，但熊校长对我不离不弃，百忙之中，不仅细读完我递交的样稿，还用心地为书稿代序。字里行间，浸透着对本书的专业点评，更浸透着对我的了解与理解，关心与期望，她以大家的气度与胸怀激励我在中医语言学研究的道路上不改初衷，令我深受感动，久久不能释怀。

此外，我要特别感谢旅法人类学家，中医西传研究所所长贺霆教授，他从中医人类学的角度对本书做出的肯定使我信心倍增。感谢待我亲如兄长般的昆明理工大学王庆奖教授，他的眼界与学识助我踏上博士求学之路，也是他的教导与帮助让我一步一步向既定目标迈进。感谢云南中医学院汪剑教授，作为中国中医科学院博士后，他从专业角度给我指点迷津，为本书修改提供了很多宝贵的建议。感谢已驾鹤西去的大隐隐于市的哲人刘七一老先生，感谢云南中医学院的戴翥教授、毛晓健教授、杨鹤清教授和可爱的李宜蔓同学，感谢云南财经大学国际语言文化学院的领导与同事们，他们给了我很多实际的帮助，正是有了他们无私的关爱和热忱的帮助，才使我坚定信念，有了今日的收获。

最后，要对我的先生，一位中国文化的践行者以及我聪慧体贴的女儿，说声：谢谢，是你们的理解、关爱与付出给了我战胜困难的勇气，使我能一路坚持，学有所成。

特别说明的是，本书的出版离不开云南财经大学的全额资助，感谢学校为我们的发展创造机会，搭建平台，使我们的研究成果有机会得以展现。同时，本书的出版还离不开中国社会科学出版社的鼎力支持，尤其是责任编辑宋燕鹏博士的悉心帮助。

此时此刻，深感再多的语言也难以表达满心的感激，只有把此化为继续前行的动力，以更多的成绩来回报这些无言的大爱。路漫漫其修远兮，吾将上下而求索！

本书以认知语言学理论为纲，以《黄帝内经》里的多义词为纬，力图通过中国经典，例证汉语对于认知语言学研究的巨大潜力，但囿于笔者的视界与所学浅陋，难免有疏漏和不完善之处，恳请专家、读者和同行们的批评指正。

赵丽梅

2016 年 8 月 8 日于昆明